● 自然照护系列丛书

老年人

日常生活自理
能力训练手册

吴玉娥　张建荣　张淑清　主编

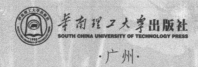

华南理工大学出版社
SOUTH CHINA UNIVERSITY OF TECHNOLOGY PRESS

·广州·

图书在版编目（CIP）数据

老年人日常生活自理能力训练手册 / 吴玉娥，张建荣，张淑清主编. —广州：华南理工大学出版社，2022.12

（自然照护系列丛书）

ISBN 978-7-5623-7137-3

Ⅰ.①老…　Ⅱ.①吴…　②张…　③张…　Ⅲ.①老年人–康复训练–手册　Ⅳ.①R592.09–62

中国版本图书馆CIP数据核字（2022）第146142号

老年人日常生活自理能力训练手册

吴玉娥　张建荣　张淑清　主编

出　版　人：柯　宁

出版发行：华南理工大学出版社

（广州五山华南理工大学17号楼，邮编510640）

http：//hg.cb.scut.edu.cn　E-mail：scutc13@scut.edu.cn

营销部电话：020-87113487　87111048（传真）

策划编辑：王魁葵

责任编辑：陆雪璐　黄丽谊

责任校对：詹伟文

印　刷　者：广州小明数码快印有限公司

开　　本：787mm×1092mm　1/16　印张：12.5　字数：294千

版　　次：2022年12月第1版

印　　次：2022年12月第1次印刷

定　　价：38.00元

《老年人日常生活自理能力训练手册》编委会

主　编：吴玉娥　　张建荣　　张淑清
副主编：郭长琼　　王敬琴　　高　莹
编　委：邓敏怡　　杜丽娜　　黄晓婷　　张丽婷　　邓莉梅　　杨凤玲
　　　　陈翠芹　　李秀娜　　李紫霞　　何艳梅　　梁林丽　　饶　婷
　　　　陈淑玲　　李锦孟　　潘　练　　张群燕　　欧阳好　　许柳琴
　　　　周燕飞　　李　发　　文力群　　黄柳兰　　余雁红　　崔鑫浩
　　　　卢远新　　王雅娴　　伍会娜

序　言

随着我国老龄化社会的快速到来，如何满足日益增长的老年人赡养和照护需求成为了老年人照护工作的最大问题，特别是高龄和带病"空巢"老年人的服务需求以及老年患者的长期照护问题备受各界广泛关注。我国正在实施的"健康中国战略"，大力倡导加强对器官功能衰退和罹患各种慢性疾病老年人的照护，除了要重视老年人疾病的康复，更需要关注其日常生活能力的康复。

老年人的日常生活护理除了饮食、排泄、个人卫生、衣着、居室环境、活动与休息等方面的内容外，指导、训练其正确、必要的自理理念，维护现有生理功能并延缓其老化，也是非常重要的。目前在照护老年人日常生活以及训练其自理能力的过程中，有一种现象值得关注，即不注重老年人自然状态下的感受与需求，盲目追求老年人的最佳状态，这样不仅让照护者费时费力，经常发生腰扭伤等职业伤害，而且会降低老年人提升生活自理能力的主动性，甚至还会使老年人产生抵触情绪，带来了相反的效果。

"自然照护"理念起源于日本，其创始人是下元佳子，她于2008年成立自然护理协会。自然照护的思想精髓为不搂抱、不托起、不拖拽，让患者更舒服、更放松，生活更有信心、更有尊严。自然照护理念，以为老年人、残障人创造更好的护理环境为目的，致力于"创造自然舒适的护理环境，提供自然舒适的护理技术支持"。在照顾老年人的过程中注重"四去三化"理念，"四去"：去医院化、去规模化、去宾馆化、去机构化；"三化"：人性化、适老化、生活化的如家环境。在对老年人进行观察、评估、判断的基础上，采取个性化的护理方式，不强迫老年人做不自然的动作。

本书作者结合多年的老年人照护经验，并参阅了大量参考文献，引进"自然照护"理念，结合我国老年护理的现状，从医院及养老照护机构的实际工作需要出发，分别对老年人进食照护、口腔照护、大小便照护、体位管理、衣着等日常生活自理能力方面的新认识、新进展进行解读，并以图文并茂的形式，规范了照护者对老年人的照护步骤与方法。本书特别强调，照护者应在充分评估的基础上，结合每个不同老年人的身体机理、基础疾病、心理状态等，用多方面、全方位的专业知识和技能对老年人进行贴心、细致的护理，让老年人接受最自然、最舒适的照顾。同时，尊重被照顾老年人的个性，了解他们的生活方式，清楚掌握老年人所具备的能力，并充分地利用这些能力，让他们恢复自信，感受自我价值的存在，尽可能让老年人在日常生活自理能力恢复训练过程中，积极参与并发挥主观能动性，通过挖掘潜在机能，利用现有的能力完成日常起居，提升生活质量，延长健康寿命。

本书涵盖了老年人日常生活自理能力的各个方面，理论联系实际，简明扼要，实用性强，对从事老年护理的临床护士以及各级各类养老机构护理人员、居家护理照护者均有很强的指导性，是一本值得阅读的老年护理工具书。

刘雪琴

中国老年医学会理事

中老年医学会医疗照护分会副会长

目　录

第1章 总 论

1.1 人体力学与自然照护技术

人体力学是运用力学原理研究维持和掌握身体的平衡，以及人体从一种姿势转变为另一姿势时身体如何有效协调的一门科学。正确良好的姿势有利于维持人体正常的生理功能，且只需消耗较小的能量，就能发挥较大的工作效能。不良的姿势或拖拽身体的不正确护理动作易使肌肉紧张和疲劳，引起患者呼吸、循环、消化等机能低下，也会引起患者精神上的不安。

自然照护技术是指模拟自然的举动，为患者翻身移位，调节姿势体位的护理技术。也就是正确运用人体力学中的压力、摩擦力、杠杆原理以及物体的平衡和稳定，减轻照护者的肌肉劳损、减低腰背肌痛发生率及提高工作效率。同时，运用力学原理，诱导骨骼与肌肉的自然转移，保持身体平衡，维持被照护者的良好姿势，缓和关节痉挛，增进照护对象的舒适感，从而促进康复和预防压力性损伤。

自然照护理念起源于日本，创始人是下元佳子，她于2008年成立了自然护理协会。可以说是下元佳子老师改变了日本现代护理制度，她提出的"不准强行拉拽、使用蛮力"的护理理念如今被写进了日本厚生省的护理法律中。在中国，该理念先在台湾发展，后来逐渐在大陆推行。自然照护理念就是让照护者合理运用力学原理，找准着力点，或者借助一些护理器具，轻松帮助老年人翻身、移动、进食等，让他们感觉舒适、更加自信，同时也保护照护者的腰背不受损伤。

1.1.1 人体力学原理在自然照护技术中照护者的应用

1.1.1.1 操作高度合适

照护者在进行协助翻身、移动等技术操作时，要求保持良好的姿势。需要根据照护者的身高调节床的高度，使照护者的躯干呈自然伸直的状态，避免肌肉紧张收缩，同时上半身大部分的重量通过脊柱向下，由于脊柱关节嵌合紧密，只需要较少的肌肉活动即可维持身体平衡。

1.1.1.2 利用杠杆作用

人体活动大部分是利用杠杆原理完成的，与姿势有密切的关系。运动中骨骼起到杠杆作用，关节起到支点的作用，骨骼肌则是运动的动力。照护者在工作中要灵活运用杠杆原理，为被照护者翻身、移动时要尽可能靠近被照护者，使重心通过支撑面来保持平衡，缩短重力臂而省力，同时让照护对象感觉到安全和安心。在进行协助翻身、移动等操作时，照护者上臂下垂，肘部紧贴身体两侧，前臂尽量靠近所要接触的身体部位，尽量使用大的肌肉群，这样可减轻腰背部的压力，同时由于重力臂缩短而省力。

1

1.1.1.3 扩大支撑面

支撑面的大小与稳定度成正比，如支撑面小，则需要付出较大的肌肉拉力，以保持平衡稳定。因此为患者翻身、移动或抱着患者时，照护者应保持脊柱直立，打开双脚保持一定距离，扩大支撑面，同时使身体的重心线落在支撑面内，保持身体平衡，避免使用蛮力，造成意外的损伤。

1.1.1.4 降低重心

重心高度与稳定度成反比，人的重心越低，稳定度越高。人体重心的位置随着躯干和四肢姿势的改变而改变。在直立垂臂时，重心位于骨盆的第二骶椎前7cm处。手臂举过头顶，重心随之升高；当身体下蹲时，重心下降。照护者在做低平面操作，尤其是协助患者从一个椅子转移到另一个椅子时，双下肢应随身体动作的方向前后或左右分开，以增加支撑面，同时曲膝屈髋，降低身体重心，增加身体的稳定性，达到省力的目的。

1.1.1.5 减少身体重心线的偏移

重心线是一条假想的通过重心垂直于地面的垂线。重心线落在支撑面内，可以使物体保持平衡稳定。如在搬运病人或提物品时，应尽量使病人身体或物品靠近搬运者的身体，保证重心线落在支撑面内，保持身体平衡，减少腰部肌肉做功，同时也通过缩短双腿间阻力臂达到省力的效果。

1.1.1.6 尽量使用大肌群

在为照护对象按摩、解除肢体痉挛时，使用手掌的力量，按压或托起其肢体，避免使用手指抓、捏照护对象的肢体，以免引起肌肉紧张和痉挛。在为照护对象翻身、移动时，若能使用躯干和下肢肌肉的力量，则尽量避免只使用上肢力量。

1.1.2 人体力学原理在自然照护技术中照护对象的应用

1.1.2.1 预防压力性损伤

压力性损伤取决于所受压力的大小及作用时间，而摩擦力和剪切力也会损伤患者皮肤的角质层。因此在照护老年人时，不仅要保持床单的清洁、平整，减少摩擦力；同时要求定时改变老年人体位，减少身体某部位的受压时间。合理使用定位垫、气垫床和静态床垫，增大身体承压面积，分散（减少）身体局部受压部位的压力，预防压力性损伤。

1.1.2.2 保持肢体功能位，缓解关节痉挛

照护者应按照人体力学要求，让老年人身体支撑部位承受重量，而活动的部位（关节）不承受重量，并使头部、躯干、上下肢维持在功能位置，避免引起关节及肌肉痉挛。如右侧偏瘫痉挛的患者侧卧位时，痉挛偏瘫的上肢肘关节尽可能维持伸直，手腕部稍弯曲，手指放松打开，上方肢体高度不超过肩膀，下肢膝关节弯曲，避免因长期卧床而产生足下垂和肩内收等畸形。

1.1.2.3 保证照护对象舒适与安全

舒适是个体在其环境中保持一种平静安宁的精神状态，是身心健康、没有疼痛、没

有焦虑、轻松自在的感觉。转移照护对象或改变体位时，不要粗暴抬起和拖拽，照护者要运用力学原理，保持稳定的支撑面，将转移部分的重心一点点转移并发出动作。如翻身时，先将照护对象骨盆抬起使其重心向脚部移动，再一边将胸廓抬起，使其重心转移到头部，一边进行翻转。为了保持稳定，将骨盆和胸廓稳稳托起翻转到重心下降为止。这样，可减少肌肉紧张，降低照护对象不适感，保证其安心和安全。

1.2 应用自然照护技术训练老年人日常生活自理能力

日常生活自理能力（activity of daily living，ADL）是指人们在日常生活中为了完成自己的衣、食、住、行，保持个人卫生整洁和独立的小区活动所必须的一系列的基本活动，可分为基础性日常生活活动（BADL）、工具性日常生活活动（IADL）和娱乐性日常生活活动（AADL）。本书主要介绍基础性日常生活活动能力的训练与照护。我国人口老龄化日益加剧，根据2016年《第四次中国城乡老年人生活状况抽样调查结果》显示，目前全国失能、半失能人口总数已达4063万。我国60岁以上老年人随着年龄的增长，身体机能下降，生活不能自理的比例逐年增加，其中80岁以上高龄老人不能自理的比例在25%以上。

由于衰老，老年人出现各器官功能衰退，同时罹患多种慢性疾病，完成日常生活活动出现困难，需由他人协助。因此对老年人的护理，不仅要重视疾病本身的康复，更需要重视老年人日常生活功能的康复。老年人的日常生活内容不仅包括基本日常需要，还包括生活照料和精神慰藉。老年人的日常生活护理，应该注重维持和提高老年人日常生活功能，包括饮食、排泄、个人卫生、衣着、居室环境、活动与休息等方面的护理。在日常生活中对老年人进行照护及训练时，我们容易忽视他们在自然状态下的感受和需求，致使老年人对生活自理的主动性降低，并带来其他并发症；同时也容易让照护者发生腰扭伤等职业伤害，费时费力。

自然照护理念是采取不抱起、不抬起、不拖拽的护理方式，让老年人、残障人士及照护者都能够感受到安全和安心。所谓提供安全安心的看护护理，是不使用对身体来说是错误的动作，且根据患者的状态合理有效地配合使用护理辅具，最终能够保证患者健康生活。在照顾老年人的过程中注重"四去三化"理念：去医院化、去规模化、去宾馆化、去机构化，人性化、适老化、生活化的如家环境。在对老年人进行观察判断的基础上，采取个性化的护理方式，不强迫老年人做连健康的人都不会做的不自然的动作，照护者应结合老年人身体机理、老年心理学等多方面、全方位专业知识和技能对老年人进行贴心、细致的护理，让老年人得到最自然舒适的照顾。此外，我们应该给予老年人更多的支持，考虑其生理、心理需求，减轻其负担水平，给予必要的情感支持，帮助其维持良好的身心体验，这样能有效减轻照顾负担。在日常生活照护中，鼓励老年人积极主动地利用自身的机能，做自己力所能及的事情，打破固有认识，提高生活质量，创造自我价值。

第2章 吞咽与进食训练

2.1 吞咽障碍与标准喂食基础知识

2.1.1 正常吞咽解剖与生理、吞咽障碍定义

2.1.1.1 吞咽相关的组织解剖与发育

脑干由延髓、脑桥和中脑组成，位于颅后窝，延髓和脑桥的背面与小脑相连。吞咽中枢位于脑干，主要与延髓有关，如图2-1所示。

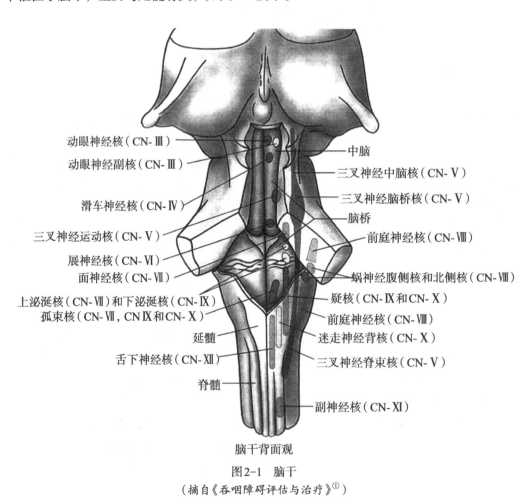

脑干背面观

图2-1 脑干

（摘自《吞咽障碍评估与治疗》[①]）

注①：见参考文献［3］，下同。

与吞咽相关的脑部结构及其功能，见表2-1。

表2-1 与吞咽相关的脑部结构及其功能

脑部结构	主要功能	相关的吞咽功能
大脑皮质	思考、自发性动作、语言、推理、知觉	进食与吞咽动作协调
中脑	视觉、听觉、眼球转动、身体动作	进食与吞咽动作协调
小脑	动作、平衡姿势	进食与吞咽动作协调
脑干	呼吸、心跳速率、血压	吞咽与呼吸功能协调
下视丘	体温调控、情绪、饥饿、口渴、生理时钟	食欲与吞咽功能协调
视丘	感觉及运动的统合	吞咽动作与感觉统合
边缘系统	情绪化的行为	吞咽安全
海马回	学习、记忆	学习吞咽技巧的能力
基底核	行为	吞咽动作协调

与吞咽反射相关的脑神经及其功能，见表2-2、图2-2。

表2-2 与吞咽反射相关的脑神经及其功能

名称	功能	相关的吞咽功能
嗅神经	嗅觉	刺激食欲
视神经	视觉	刺激食欲，掌握食物的位置，协助进食的动作协调
动眼神经	眼球移动、瞳孔收缩	掌握食物的位置，协助进食的动作协调
滑车神经	眼球移动	掌握食物的位置，协助进食的动作协调
三叉神经	来自脸部和头部的体感觉信息（触碰、疼痛），咀嚼肌	咀嚼并协助口腔期咀嚼食物动作协调
外旋神经	眼球移动	掌握食物位置，协助进食的动作协调
面神经	味觉（舌头前端1/3），来自耳朵的体感觉，控制掌管脸部表情的肌肉	咀嚼并协助口腔期咀嚼食物动作协调
前庭蜗神经	听觉、平衡	协助吞咽过程的身体动作平衡
舌咽神经	味觉（舌头后端1/3），来自舌头，扁桃腺，咽头控制某些用于吞咽的肌肉	味觉，协助口腔期咀嚼食物与咽喉期吞咽动作协调
迷走神经	内脏的感觉，运动以及自主性功能（腺体、消化、心跳速率）	声门的肌肉控制与吞咽安全
脊髓副神经	控制头部运动所使用之肌肉	协助吞咽过程的身体动作平衡
舌下神经	控制舌头的肌肉	口腔期食糜团的形成与传送

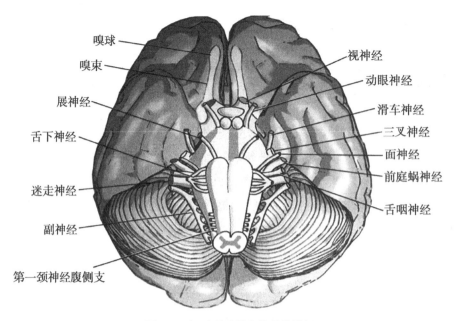

图2-2 与吞咽反射有关的脑神经

（摘自《吞咽障碍评估与治疗》）

咀嚼肌与其相关神经分布及作用，见表2-3、图2-3、图2-4。

表2-3 咀嚼肌与其相关神经分布及作用

肌肉	作用	神经分布
嚼肌	闭口时，上提下颌骨，并略为突伸	三叉神经之下颌支
颞肌	上提及缩回（拉回）下颌骨	三叉神经之下颌支
翼外肌	张口肌；伸出下颌骨，张嘴时，下拉下颌骨；咀嚼及研磨运动时，左右移动	三叉神经之下颌支
翼内肌	闭口肌；上提并伸出下颌骨，闭嘴；研磨运动时，将下颌骨移向对侧	三叉神经之下颌支

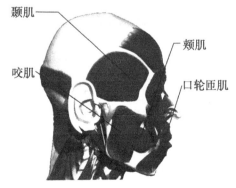

图2-3 口面部(咀嚼肌)肌肉(侧面观)

（摘自《吞咽障碍评估与治疗》）

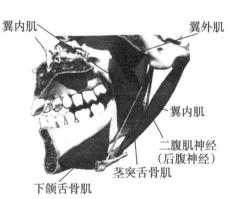

图2-4 翼内外肌(侧面观)

（摘自《吞咽障碍评估与治疗》）

吞咽肌群与其相关神经分布及作用，见表2-4、图2-5、图2-6。

表2-4 吞咽肌群与其相关神经分布及作用

肌肉	作用	神经分布
颏舌肌	使舌下拉及前伸舌（伸舌）	下神经（Ⅻ）
茎突舌肌	使舌上提及后拉（缩回）	舌下神经（Ⅻ）
舌骨舌肌	使舌下拉及后拉	舌下神经（Ⅻ）
腭帆提肌	当吞咽时，上提软腭	咽神经丛
腭舌肌	将舌头上拉及下拉	咽神经丛
咽腭肌	当吞咽时，上提喉及咽，帮助关闭鼻腔	咽神经丛
腭帆张肌	当吞咽时，紧缩软腭	三叉神经（Ⅴ）
下缩肌	收缩咽的下面部分，将食团推进食道	咽神经丛
中缩肌	收缩咽的中间部分，将食团推进食道	咽神经丛
茎突咽肌	使喉上提及咽扩张，帮助食团下降	舌咽神经（Ⅸ）
耳咽管咽肌	吞咽时，上提咽侧壁之上部，打开耳咽管的口	咽神经丛

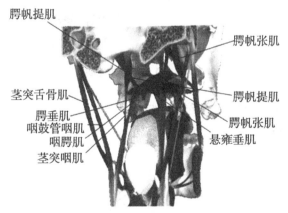

图2-5 腭肌（侧面观）
（摘自《吞咽障碍评估与治疗》）

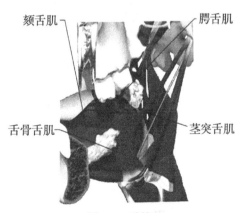

图2-6 舌外肌
（摘自《吞咽障碍评估与治疗》）

2.1.1.2 吞咽的正常过程

正常的吞咽动作包括以下五个阶段：

（1）认知期：认知食物的种类、性质等，促进唾液、食道、胃肠液的分泌。如图2-7所示。

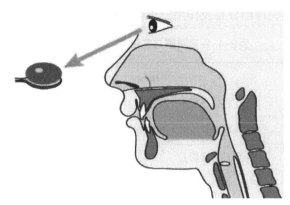

图2-7 认知期

（2）口腔准备期：食物在此阶段经唇、舌、齿、颊、颚等部位的协调动作，被咀嚼、磨碎后，形成食团。如图2-8、图2-9所示。

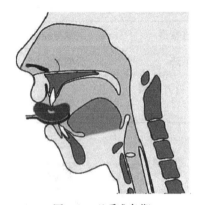

图2-8 咀嚼准备期

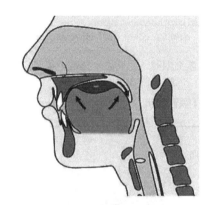

图2-9 食团准备期

（3）口腔推送期：舌头将食团向后方推送引起吞咽反射。如图2-10所示。

（4）咽期：引起吞咽反射，将食团推进食道上方。如图2-11所示。

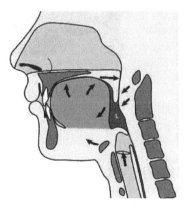

图2-10 口腔推送期

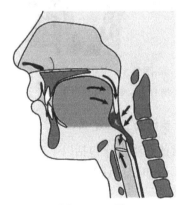

图2-11 咽期

（5）食道期：食团通过食道进入胃。如图2-12、图2-13所示。

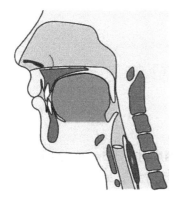 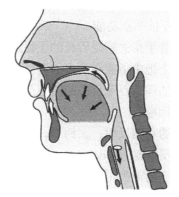

图2-12　食道期（一）　　　　　　　图2-13　食道期（二）

2.1.1.3　吞咽障碍定义

吞咽障碍尚无准确定义，一般应符合下列标准：

（1）食物或饮品从口腔输送至胃部过程中出现问题。

（2）口腔及咽喉肌肉控制或协调不好而未能正常吞咽，引起营养不良。

（3）食物误入气管，引起反复肺部感染或吸入性肺炎。

2.1.1.4　与吞咽功能有关的定义

（1）摄食：动物摄取食物，包括咀嚼及吞咽。

（2）咀嚼：将口腔内的食物撕裂、咬碎、磨碎的过程。

（3）吞咽：将食物（食块）从口腔送至胃部，通过颚、咽头及食道肌肉间的紧密协调所进行的一连串复杂的运动过程。

2.1.1.5　咀嚼吞咽

1. 咀嚼吞咽功能

（1）结合自主意识与不随意肌肉运动的反应。

（2）一系列紧密的神经与肌肉相互协调过程所产生的结果。

（3）任一环节出错，都会出现咀嚼吞咽功能障碍。

2. 咀嚼吞咽障碍

咀嚼吞咽障碍产生原因多与中风、脑外伤或神经系统病变等有直接的关联，主要与控制或协助咀嚼吞咽功能的脑功能或脑神经受损有关。

2.1.2　老年人吞咽障碍评估与预防

2.1.2.1　老年人吞咽障碍评估

1. 吞咽测试（swallowing test，简称三口水测试）

（1）评估口腔期功能

①观察病人是否能含水在口腔里；有无流口水情形；或无法含住水，直接流到咽部。

②请病人端正坐姿。

③请病人含住一汤匙（小于5mL）清水。

（2）评估咽期功能

①借着手指去感受舌骨的上提运作。

②护士把中指放在病人的舌骨处，请病人把水吞下去。

③评估病人吞咽反射的时间是否正常。

评估标准：

正常的吞咽反射：大约1s。

吞咽反射延迟（delayed swallowing reflex）：吞咽反射介于5～20s之间。

吞咽反射消失（absent swallowing reflex）：吞咽反射大于20s。

优点：临床上危险性小、鉴别度高、迅速可做。

（3）评估食道期功能

①用第二汤匙和第三汤匙的水重复上述步骤。

②病人在吞完第三汤匙的水后才咳嗽或呛到：判断为有水积在梨状窝或食道本身的结构、蠕动有问题。

③待病人吞完三汤匙水后，请病人说话。

④观察讲话的声音是否有水声。

2. 反复唾液吞咽测试（repetitive saliva swallowing test，PSST）

方法：使患者取舒适体位，湿润口腔后，嘱其尽量快速反复吞咽，观察其30s内吞咽的次数，同时以食指与中指触诊甲状软骨，判断喉上抬的幅度。

判定：30s内吞咽2次以下为异常。

意义：通过观察30s内患者的吞咽启动时间、吞咽的次数和喉上抬的幅度来判断患者吞咽反射诱发功能。

3. 改良洼田饮水试验

（1）目的

通过饮水来筛查患者是否存在吞咽障碍及判断其困难程度。

（2）方法

先让患者单次分别喝下1mL、3mL、5mL水，如无问题，再让患者一次性喝下30mL水，然后观察和记录饮水时间、有无呛咳、饮水状况等。饮水状况包括啜饮、含饮、水从嘴角流出、边饮边呛、小心翼翼地喝、饮后声音变化、患者反应、听诊情况等。

（3）评价标准（分级）

Ⅰ级：可一次喝完，无呛咳。

Ⅱ级：分两次以上喝完，无呛咳。

Ⅲ级：能一次喝完，但有呛咳。

Ⅳ级：分两次以上喝完，且有呛咳。

Ⅴ级：常常呛住，难以全部喝完。

（4）诊断标准

正常：在5s内喝完，分级在Ⅰ级。

可疑：喝完时间超过5s以上，分级在Ⅰ～Ⅱ级。

异常：分级在Ⅲ、Ⅳ、Ⅴ。用汤匙饮用，每次喝一汤匙，连续两次均呛住属异常。

4. 容积—黏度吞咽测试（Volume-Viscosity Swallow Test，VVST）

（1）目的

①检测口腔和咽期吞咽有效性相关的功能障碍；

②检测咽期吞咽安全性相关的功能障碍；

③辅助选择摄取液体最合适的容积和稠度。

（2）定义

容积—黏度吞咽测试（VVST）：使用增稠剂将液体调成不同稠度（糖浆稠度、水状、布丁状半固体），然后使用不同容积、不同稠度的液体对患者进行吞咽测试，从吞咽安全、有效性两方面进行吞咽障碍筛查，同时测试出最适合吞咽的容积及稠度。其中，有效性是指患者摄取使其营养和水合状态良好所需热量、营养和水分的能力；安全性是指患者摄食期间避免呼吸道并发症（喉部渗漏和误吸）风险的能力。

（3）方法

让患者取端坐位，检查及清洁口腔，必要时吸净分泌物，监测患者血氧饱和度，记录基线值（监测血氧饱和度至测试后2min，基线值与最小血氧饱和度之差大于 2%，提示存在误吸）。请患者说出自己的名字或其他短语（作为音调和音色的参考）。

测试糖浆稠度液体：①让患者吞咽5mL 糖浆稠度液体；②若安全吞咽5mL糖浆稠度液体，再吞咽10mL；③若安全吞咽10mL糖浆稠度液体，再吞咽20mL。

测试水状液体：①让患者吞咽5mL 水；②若安全吞咽5mL水，再吞咽10mL；③若安全吞咽10mL水，再吞咽20mL；④若安全吞咽20mL水，再进入吞咽布丁状半固体环节。

测试布丁状半固体：①让患者吞咽 5mL 布丁状半固体；②若安全吞咽5mL布丁状半固体，再吞咽10mL；③若安全吞咽10mL布丁状半固体，再吞咽20mL；④若安全吞咽20mL布丁状半固体，则测试结束。

（4）结果判断

①吞咽测试中，无安全性、有效性受损相关指征，可判断患者无口咽性吞咽障碍。

②如果安全吞咽，但伴有有效性受损指征，提示患者患有口咽性吞咽障碍，可能存在营养、热量、水分摄入不足的风险。

③如果吞咽过程出现安全性受损指征，提示患者可能存在误吸风险。

（5）注意事项

①要求患者意识清醒并能按指令完成测试。

②为保证患者吞咽的安全，严格按照操作步骤进行测试。

③测试过程中若出现安全性受损，协助患者将误吸的测试液排出。

5. 改良式喝水测试（modified water swallow test，MWST）

（1）目的

依据吞咽运动来评估咽期障碍。

（2）方法

检查者一只手将3mL冷水注入患者的口腔底部，另一只手按照PSST的方法触摸患者的颈部，然后让患者将水咽下。记录患者的吞咽运动，观察呛咳、呼吸变化和湿性嘎音并进行评级（呼吸变化：出现憋气或者喘气急速等呼吸变化现象；湿性嘎音：有痰的时候出现的嘎啦嘎啦的声音）。

（3）分级

一级：没有吞咽动作，没有呛咳，有呼吸变化和湿性嘎音等反应。或者没有吞咽动作，有呛咳。

二级：有吞咽动作，没有呛咳，但有显著的呼吸变化（怀疑可能有隐性误吸）。

三级：有吞咽动作，没有呛咳，有湿性嘎音，没有呼吸变化。有吞咽动作，有呛咳，有湿性嘎音，没有呼吸变化。

四级：有吞咽动作，没有呛咳，没有湿性嘎音，没有呼吸变化。

五级：有吞咽动作，没有呛咳，没有湿性嘎音，没有呼吸变化。30s以内可以再进行2次相同的MWST。

饮水时的状态需要记录，包括吸水、含水、水从口中流出等。

（4）注意事项

①注入水的时候不要注入舌背，以防止水直接流入咽头造成误吸。

②如果出现吞咽动作，则让患者发"啊""一"等音，确认是否存在湿性嘎音。

③如果没有湿性嘎音，则让患者进行两次反复吞咽动作。如果30s内不能进行两次反复吞咽动作，记作四级；如果可以进行三次以上，则再次从头追加进行MWST试验（三级以下的时候不进行追加试验）。

④最多追加两次进行MWST试验，如果都没问题，评价为五级。如果有问题，最后的评价取最差一次的评级。

⑤不能判断隐性误吸。

⑥该测试使用范围广，轻度、重度患者都可以采用。

⑦若口腔不清洁，需要提前做口腔清洁。

⑧若口腔干燥，可以提前给予少量水或人工唾液，使口腔湿润后再进行测试。

⑨失语或听力障碍患者可以给予文字提示。

6.食物测试（food test，FT）

（1）目的

评估口腔中食团形成，推送至喉头的能力。

（2）方法

进食一汤勺的布丁，再进行空吞。以舌背为主，观察口腔内部。如图2-14～图2-16所示。

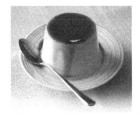 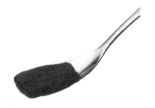 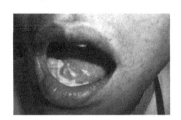

图2-14　食物准备（布丁）　　　　图2-15　进食量（一汤勺）　　　　图2-16　观察口腔残留

（3）判定基准

①无吞咽，呛咳和/或呼吸急迫。

②有吞咽，呼吸急迫（有隐形误吸的可能性）等。

③有吞咽，呼吸良好，呛咳和/或湿性咕噜声和/或口腔内中度残留。

④有吞咽，呼吸良好，无呛咳，两次吞咽均无残留。

⑤有吞咽，呼吸良好，无呛咳，一次吞咽且无残留。

2.1.2.2 老年人吞咽障碍误吸的预防

中国已进入老龄化社会，老年群体整体健康及功能弱化，需要大量长期照护者，半数以上需要长期照护者的老年人有吞咽障碍，从而衍生吸入性肺炎风险（吞咽障碍等可导致呛咳，严重时可造成吸入性肺炎）。能够经由口腔进食、咀嚼、吞咽是长期被照护者最后的愿望。如何能使他们吃得愉快、吃得安全，是护理人员共同的使命。吞咽障碍导致误吸主要从进食、饮食方式及内容改善、口腔照护、脸颊口腔肌肉的功能训练（详见本章2.2节中口腔机能训练内容）等方面进行预防。

水是生活中不可或缺的生命必需品，但又是最容易引起呛咳、吞咽障碍，且频率最高的东西。

1. 如何安全地喝水

（1）重要的基本原则：减慢水的流速，使水有味道，改变饮具及饮姿。

（2）减慢水的流速：加上黏稠剂，减缓水通过会咽软骨时的流速。

（3）使水有味道：加入柠檬片、糖等。

（4）营造愉快的进食氛围：快乐的进食氛围可以减轻病人和照护者的心理压力。

2. 进食姿势及饮姿

根据病人具体情况采用不同的进食姿势，如：点头吞咽法、仰头吞咽法、转头吞咽法等。以下是通过合理摆位，防止误咽发生的六个要点：

（1）正确摇起床头；

（2）床头摇起后，通过抚平动作消除压力；

（3）使患者头部保持前屈姿势；

（4）摆位不应只局限于头颈部位；

（5）半身不遂患者，可以采取单侧吞咽；

（6）摆位完成后，再次通过抚平动作消除压力。可根据具体情况选择体位：躯干旋转，身体微倾向健侧，头部转向患侧，然后将食物放在健侧。

3. 改变进食餐饮具

根据病人具体情况可使用特制进食餐饮具，如图2-17～图2-19所示。

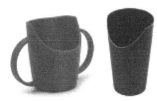 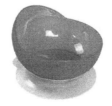

图2-17 缺口杯　　　　　图2-18 防洒碗　　　　　图2-19 助食勺子

4. 口腔照护

吞咽障碍与吸入性肺炎的医疗照护需跨领域的共同努力才能顺利实现。口腔照护可减少口腔内细菌菌丛及总量，减少呛咳时发生吸入性肺炎的概率。

口腔照护的主要内容：

（1）牙齿及口腔卫生清洁。

（2）进行牙菌斑、牙结石、舌苔的去除，以及进行牙齿、口腔黏膜、舌头及假牙的照护。

（3）氟化物及漱口水之使用。

（4）催涎药之使用。

（5）定期口腔照护及管理。

（6）口腔颜面肌肉的按摩、机能训练。

（7）安全、快乐的进食指导。

口腔照护的观察项目及评估，如表2-5所示。

表2-5　口腔照护观察项目及评估表

口腔状况	评估
龋齿	无、有
残存齿	无、有（有时有，牙齿面1/2以上，未满1/2）
动摇牙齿	无、有（动摇程度轻、中、重度）
假牙	无、有（有时有，是否适合、有无问题）
牙龈出血	无、有（有时有，色调、有无肿胀）
食物残渣	无、有（有时有，部位、量、食物形态）
舌苔	无、有（有时有，量、性质、部位）
口臭	无、有
口腔干燥	无、有（有时有，部位、程度、有无出血）
口角炎	无、有（有时有，有无流血）
吞咽障碍	无、有（有时有、经常有、总是有）

2.1.3　吞咽障碍患者标准喂食方法

2.1.3.1　喂食前

1. 评估

（1）精力是否充沛，能否配合完成护士的指令性要求。

（2）唇、舌、软腭功能是否正常。

（3）能否自行咳嗽及咳嗽力量是否正常。

（4）每餐耐受时间如何。

（5）是否需要进行排痰工作。

2. 环境管理

（1）环境安静、干净、明亮。

（2）避免噪声分散患者注意力。

（3）进食前做口腔操。

3. 食物选择

（1）首选糊状、果冻状食物（不易误吸）。不建议直接摄入水和液体（最易误吸），原因详述见本章2.3节知识链接。

（2）食物的性质：柔软，密度及性状均一，有适当黏稠度，不易松散，通过口腔和咽部时容易变形，不易粘附在口腔或食道黏膜上。正确选食如图2-20所示，错误选食如图2-21所示。

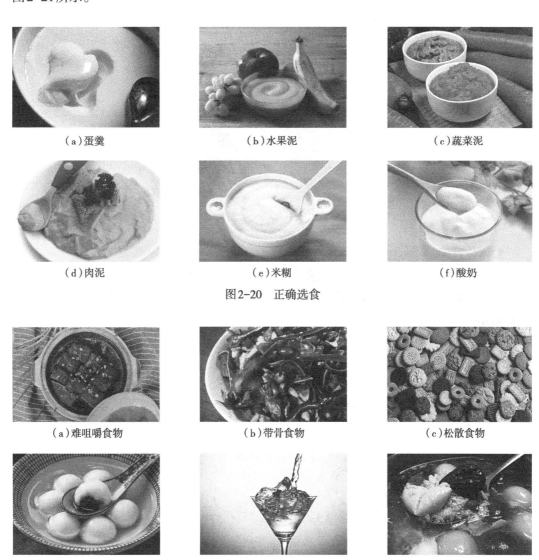

（a）蛋羹　　　　　　　　　（b）水果泥　　　　　　　　　（c）蔬菜泥

（d）肉泥　　　　　　　　　（e）米糊　　　　　　　　　（f）酸奶

图2-20　正确选食

（a）难咀嚼食物　　　　　　（b）带骨食物　　　　　　　（c）松散食物

（d）黏性食物　　　　　　　（e）液体　　　　　　　　　（f）混合食物

图2-21　错误选食

4. 辅助用具

汤匙：约5mL容量，凹陷部分小，勺柄长。汤匙的选择如图2-22所示。

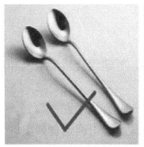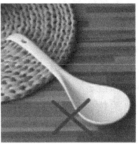

图2-22 汤匙的选择

水杯：切口水杯或吸管杯，避免患者需要过度伸颈。如图2-23所示。

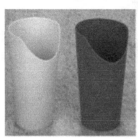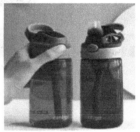

图2-23 水杯的选择

5. 体位管理

（1）能坐起来的患者：尽量坐位进食。

（2）偏瘫卧床患者：抬高床头大于30°，半坐卧位，头部稍前屈，以健侧吞咽。如图2-24所示。

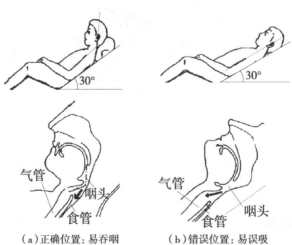

图2-24 体位示范

（3）偏瘫可坐轮椅进食患者：选择背部半中空轮椅，臀部靠近椅背，头垫软枕，保持中立位，头部稍前倾。如图2-25所示。

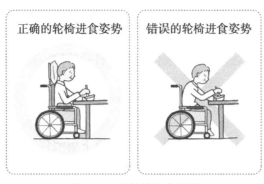

图2-25　坐轮椅进食示范

2.1.3.2　喂食中

1. 控量

（1）控制每次摄入量，过多易增加误咽危险，过少难以诱发吞咽反射。一般采用上述5mL长柄缘钝厚匙，便于控制每勺食物量，先以1～4mL开始尝试，然后酌情增加至适合病人的一口量。

（2）对于吞咽功能较好的病人，喂食时液体控制在20mL以内，布丁5～7mL，浓稠泥状或糊状食物3～5mL，肉团2～3mL。

2. 放置位置

（1）食具入口后，在舌前1/3～1/2处向下后压，倾出食物，迅速撤出，请病人闭合唇和下颌，使其头部轻屈，以利吞咽。

（2）将食物放在健侧舌的中后部或健侧颊部，有利于吞咽食物和减少食物在患侧及口腔残留。

3. 进食速度及次数适宜

（1）合理调整进食速度，给予病人足够的进食、咀嚼和吞咽时间。

（2）喂食后，确认病人前一口食物已完全吞咽后方可再喂，避免两次食物重叠入口，导致误吸。

（3）对于吞咽速度过快的病人，提醒其放慢速度，切忌催促病人，以防误吸。

（4）对于启动咽期吞咽延迟或咽缩肌无力的病人，需进行两次或三次空吞咽，即反复空吞唾液，使病人将口中的食物吞咽下去。

（5）进食时间控制在30～40min，进食时间过久会导致病人吞咽功能疲劳引发误吸，可适当增加进食频率。

4. 运用特殊吞咽技巧

（1）指导病人分别向左或向右转头同时做吞咽动作，可清除梨状窝残留物。

（2）指导病人咽下食物时头部转向健侧，使患侧咽腔变窄小，健侧的食管扩大，保证食团无障碍地通过梨状窝。

（3）对于舌头运送功能差的病人，可指导其仰头吞咽，使食团较容易进入咽期，减少食物从鼻腔反流或从口腔漏出。

（4）吞咽时指导病人先颈部后屈再仰头。

2.1.3.3 喂食后

1. 观察

（1）查看病人口腔内是否有食物残留、能否自行清除，指导和协助病人清除口腔内的食物残留。

（2）观察病人进食中和进食后有无呛咳及咳痰、痰液中是否带有食物，必要时协助体位震动排痰及吸痰。

（3）观察病人进餐后是否感觉疲劳，及时调整下餐喂食时间和喂食量。记录每餐进食总量能否满足病人的需要，不能满足者予以管饲或遵医嘱静脉补充营养。

（4）若颈部听诊听到"咕咕"声或吞咽前后声音嘶哑，指导病人深吸气数次后用力咳嗽做清嗓运动。对于咳嗽无力的病人，以锁骨上窝手法刺激咳嗽，清除残留在声带或咽部及会厌谷处的食物。

2. 口腔清洁

病人口腔、牙齿、义齿、舌面、颊部及咽部如不及时清洁，可造成定植菌繁殖，并随着残留物或唾液误吸从而引起肺部感染，所以在每餐喂食后均需认真、彻底清洁口腔。

2.1.3.4 相关注意事项

（1）意识不清、疲倦或不配合者切勿喂食。

（2）痰多时，应当清除痰液后再喂食。

（3）有假牙者，应戴上假牙后再进食。

（4）若口腔感觉差，将食物送入口时，可适当用汤匙下压舌面，有助于刺激感觉。

（5）耐力差者，适宜少吃多餐。

（6）有认知障碍者，可给予口令提示。

（7）若出现呛咳，应停止进食；进餐后给予清洁口腔。

（8）餐后坐位或半坐卧位休息30min以上。

（9）教会患者及陪护人员防误吸急救知识。

2.1.4 鼻胃管照护训练

1. 鼻胃管留置目的

（1）供给营养、药物。

（2）引流胃肠道液体或气体（经口或鼻腔置入）。

2. 鼻胃管清洁

（1）使用蘸有生理食盐水的棉签擦洗鼻胃管及鼻孔周围。

（2）检视皮肤有无发红，如图2-26所示。

（3）若皮肤有破损，需擦药膏。

（4）若鼻腔黏膜干燥，需擦凡士林。

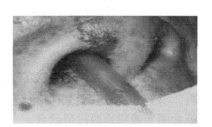

图2-26　检查皮肤

3.鼻胃管固定

（1）固定前准备：用酒精或碘伏清洁鼻翼、耳垂或侧脸局部皮肤、油脂。

（2）材料准备：3M胶布（图2-27）、剪刀。

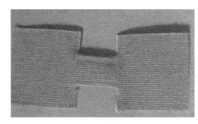

图2-27 3M胶布

（3）固定方法：

①鼻头固定法：将裁剪好的3M胶布一端固定在鼻头，另一端包裹住鼻胃管，这样可使鼻胃管悬空。

②侧翼固定法、高举平台法：将鼻胃管固定在脸颊或耳垂处，两个方法均使鼻胃管悬空，防止管道压迫鼻腔造成压力性损伤，如图2-28所示。

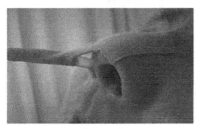

（a）鼻头固定法

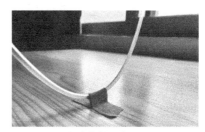

（b）高举平台法

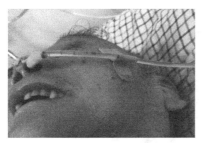

（c）侧翼固定法（一）

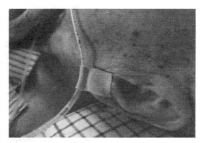

（d）侧翼固定法（二）

图2-28 管道固定法

4.经鼻胃管摄食

（1）用物准备（图2-29）：毛巾、温水、注食空针或30mL注射器、糊状或流质食材。

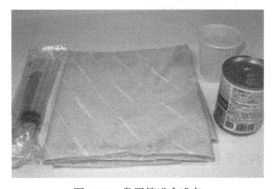

图2-29 鼻胃管进食准备

（2）体位准备：注食时抬高头部或半坐30°～45°以上，以避免罹患吸入性肺炎。如图2-30所示。

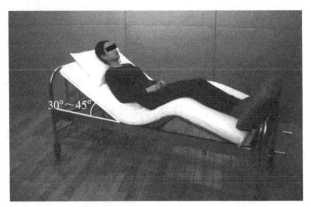

图2-30　体位准备

（3）管路检查：检查鼻胃管是否有滑脱、移位及嘴内缠绕现象，若出现以上情况，请检查管路功能。如图2-31所示。

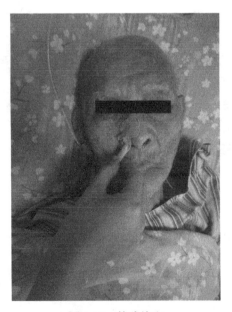

图2-31　管路检查

（4）注食前准备：

①注食前洗手，避免细菌感染。

②需清洗注食器具，测试食物的温度。

③铺垫巾或毛巾，防止操作不当而弄脏衣物。

（5）注食中操作：

①反折鼻胃管（防止空气进入），如图2-32所示。

②接注食器，回抽胃内容物，如图2-33所示。

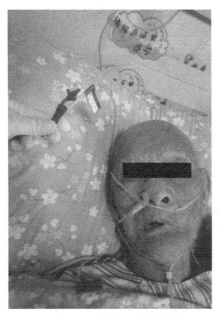

图2-32　反折鼻胃管

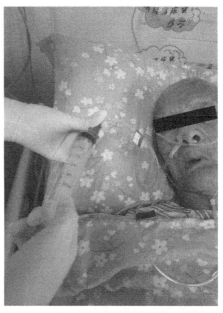

图2-33　回抽胃内容物

③注食时，先将鼻胃管反折，接上针筒，倒入食物，针筒需在胃部上方45cm。如图2-34所示。

④手持针筒，让食物自然流下，慢慢注食，时间不可小于10min。如图2-35所示。

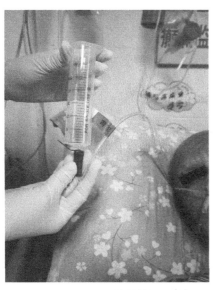

图2-34　接针筒

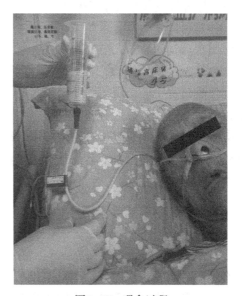

图2-35　喂食过程

⑤当食物快注完时，立即反折鼻胃管，避免空气进入导致患者腹胀不适。如图2-36所示。

（6）注食后操作：

①注食后，需以20～50mL温开水冲洗管子，以维持管道通畅及清洁。如图2-37所示。

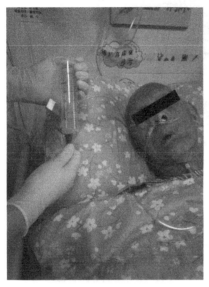
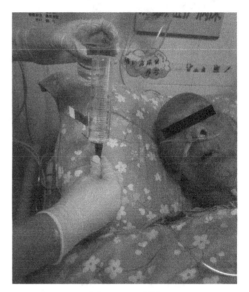

图2-36 注食完毕后反折鼻胃管　　　　　　　　图2-37 冲管

②将鼻胃管反折，封闭开口。

③注食30min后方可改变体位。

（7）鼻胃管注食相关注意事项：

①注意保持食物温度在38～40℃。

②每次鼻饲间隔需大于2h。

③鼻饲30min内禁止翻身、拍背、吸痰等操作。

④注食过程中若出现持续咳嗽、腹痛、出汗、呕吐等症状，马上停止喂食，观察患者状况，并及时报告医生。

⑤胃回抽物若小于100mL，则可以继续注食；若大于或等于100mL，则需将反抽物100mL注回，1h后再反抽。若反抽物为鲜红色或咖啡色，勿将反抽物注入。报告医生后遵嘱留取标本送检。

2.1.5　吞咽障碍患者食物制作方法

2.1.5.1　饮食分级

吞咽障碍患者出现障碍的不同时期所选择的食物有所不同，主要从患者容易吞咽，而又不引起误吸的因素考虑，必要时须在吞咽造影下进行选择。

吞咽障碍患者的饮食会因食物质地、软硬度不同而对治疗效果产生不同影响。食物质地、软硬度已作为国际上吞咽障碍饮食建议的重要指标，按食物质地、软硬度可分四级：

第一级：由果酱和浓汤构成。适用于有严重吞咽障碍症状，需要饮食支持治疗的口腔准备期、口腔期和咽期吞咽障碍者。

第二级：由果酱和机械加工的浓稠食物或加稠的液体构成。

第三级：由经机械加工的饮食构成。

第四级：由软食和各类液体构成。

2.1.5.2 食物种类

根据平衡膳食的原则，食物种类大致分为以下五类：

（1）粮食和豆制品：每日摄入量为400～500g，粮食和豆类的比例为10∶1。

（2）蔬菜与水果类：每日摄入量为300～400g，蔬菜与水果的比例为8∶1。

（3）奶类与奶制品：每日摄入量为200～300g。

（4）肉、鱼、蛋类：每日摄入量为100～200g。

（5）油、盐、糖类：适量。

吞咽障碍患者在选择食物时参考以上比例进行配制加工。

2.1.5.3 食物质地

（1）全流质膳：无残渣，如米汤、豆浆、牛奶。

（2）半流质膳：①谷类，如大米粥、麦糊；②乳制品；③蔬菜类；④水果类；⑤豆类，如豆腐。

（3）半固体或混合膳。

2.1.5.4 食物的调制

1. 黏稠度

黏稠度指食物的黏度，是反映食物质地或性状的物理指标，常用厘泊（cP，$1cP=10^{-3}Pa \cdot s$）表示。在食物的温度为20℃的情况下，若把水的黏度值定义为0cP，则常用的甜品饮料小于300cP，蜂蜜小于3000cP，果酱小于5000cP。

根据食物的性状和黏度值，除水外，一般将食物分为五类：稀流质、浓流质、糊状、半固体、固体。见表2-6。

表2-6　食物质地种类与适合人群

食物质地种类	适合人群
稀流质	适用于有严重吞咽障碍症状的患者，以及容易引致吸入性肺炎，不能单靠经口进食来摄取足够营养及水分，需经胃管或造瘘管摄取营养的患者
浓流质	
糊状食物	适用于无需咀嚼、只需少量舌头活动控制吞咽的患者
半固体食物	适合咀嚼有困难、只要求少量咀嚼的患者。若舌头活动不良，可加入少许汤汁，制成湿润的碎烂状
固体食物	适用于咀嚼功能较好或无吞咽困难的人群

不同吞咽障碍期吞咽异常情况及食物选择见表2-7。

表2-7　不同吞咽障碍期吞咽异常情况及食物选择

吞咽障碍分期	吞咽障碍异常情况	食物选择
口腔准备期、口腔期	口腔舌功能异常	开始时吃浓流质，功能改善较好时可进食稀流质
咽期	舌后缩力量减弱	稀流质
	咽壁收缩力减弱，喉上抬力不足	稀流质
	喉入口闭合不足或整个呼吸道关闭不足	布丁和糊状食物
	咽壁收缩力减弱，喉上抬力不足	浓汤或浓稠食物
食管期	环咽段功能紊乱或开放不完全	稀流质

　　理想的食物性状：密度均匀、黏度适当、不易松散，通过咽部时易于变形且不易残留，可使用食物增稠剂调节食物的黏稠度，兼顾食物色、香、味及温度等。图2-38为理想的食物示例。

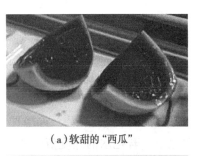
（a）软甜的"西瓜"

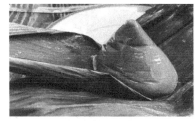
（b）不一样的"粽子"

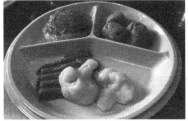
（c）"两荤一素"

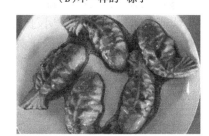
（d）色香味俱全的"鱼"

图2-38　理想的食物示例

　　2. 调制方法

　　（1）食物增稠剂调制：在各种液体食物中加入一定量的食物增稠剂，充分搅拌混合成不同黏度、不同形状的食物。食物增稠剂是一种不含脂肪、糖、蛋白质，仅有单纯糖的结晶状粉末，特点如下：

　　①室温下，能够迅速完全溶解，冲调方便。

　　②稳定性佳，隔夜放置也不会改变浓稠度。

　　③无色无味，与食物一起调制时，不会改变食物原口味。

④用途广泛，可用于冷热、咸甜饮品，并可将糊状食物塑形，以方便进食，促进食欲。

⑤可冷藏，调制后，可先冷藏再烹调。

常见的食物增稠剂有舒食素U（图2-39）。舒食素U属于淀粉类食物，其优点是顺滑、不粘连、无残留，无需冷却，仅需少量即可成胶。

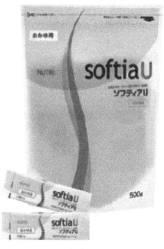

图2-39　舒食素U

（2）食物处方制作：　200g米饭或粥加1g舒食素U，搅拌1min，倒入容器内冷却至40℃左右即可成胶，如图2-40所示。（100g米饭要加入250mL水）

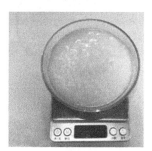
（a）85℃以上热粥200g

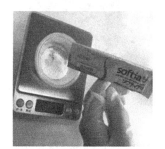
（b）1g舒食素U

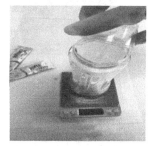
（c）将200g粥和1g舒食素U倒入搅拌器

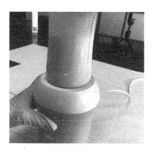
（d）搅拌1min

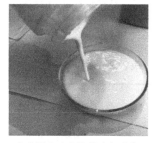
（e）倒入碗中待其冷却成胶

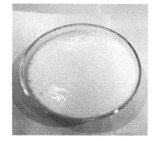
（d）成品

图2-40　舒食素U和粥制作喂食处方

舒食素U和牛肉制作喂食处方步骤如图2-41所示。

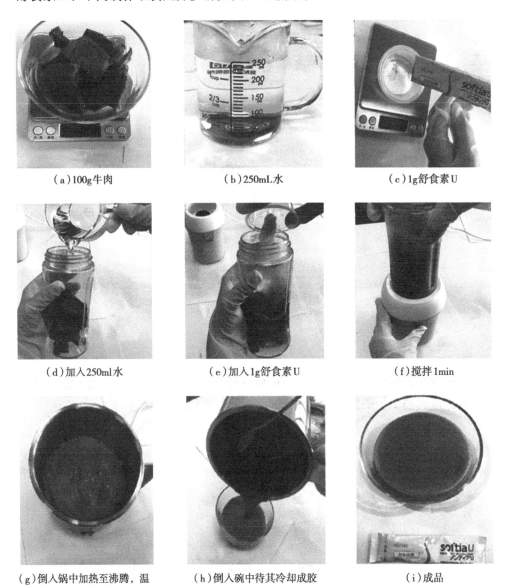

（a）100g牛肉　　　　　（b）250mL水　　　　　（c）1g舒食素U

（d）加入250ml水　　　（e）加入1g舒食素U　　　（f）搅拌1min

（g）倒入锅中加热至沸腾，温　（h）倒入碗中待其冷却成胶　　（i）成品
度达85℃以上

图2-41　舒食素U和牛肉制作喂食处方

食物制作配制（舒食素U）参考见表2-8。

表2-8　食物制作配制表

水	高稠：250mL水+1g舒食素U
	中稠：250mL水+0.75g舒食素U
	低稠：250mL水+0.5g舒食素U

肉	高稠：100g肉+1g舒食素U+200mL水
	中稠：100g肉+1g舒食素U+250mL水
	低稠：100g肉+1g舒食素U+300mL水
米饭	高稠：100g米饭+250mL水+1g舒食素U
	中稠：100g米饭+300mL水+1g舒食素U
	低稠：100g米饭+350mL水+1g舒食素U

流质稠度配方（凝固乐）见表2-9。

表2-9　流质稠度配方

流质稠度	配方
清水状稀流质	100mL水
粥水状、番茄汁状流质	100mL水＋2茶匙凝固乐
核桃露状流质	100mL水＋3茶匙凝固乐
芝麻糊、乳酪状流质	100mL水＋4茶匙凝固乐
果酱状特浓流质	100mL水＋5茶匙凝固乐

流质调制成品对比如图2-42所示。

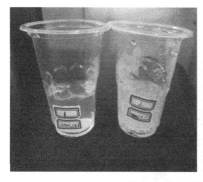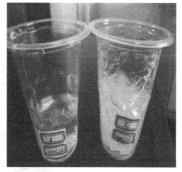

图2-42　流质调制成品对比

几种凝固粉调制成品对比如图2-43所示。

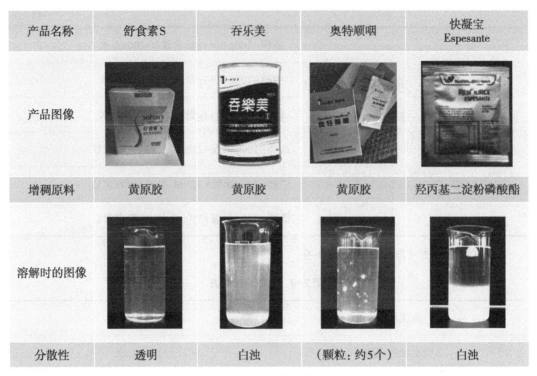

产品名称	舒食素S	吞乐美	奥特顺咽	快凝宝 Espesante
产品图像				
增稠原料	黄原胶	黄原胶	黄原胶	羟丙基二淀粉磷酸酯
溶解时的图像				
分散性	透明	白浊	（颗粒：约5个）	白浊

图2-43 几种凝固粉调制成品对比

2.2 吞咽障碍康复训练

2.2.1 咀嚼吞咽障碍患者之口腔机能训练

口腔机能向上运动的所有动作须缓慢。步骤如下：

（1）深呼吸（吸气、吐气各2次），如图2-44所示。

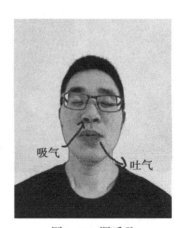

图2-44 深呼吸

（2）头部运动（前后运动、左右运动和转动各2次），如图2-45所示。

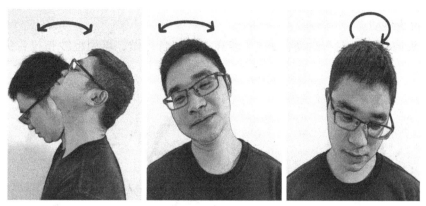

图2-45 头部运动

（3）肩部运动（上下耸动4次），如图2-46所示。

（4）脸部运动：

① 张嘴、闭嘴（各4次），如图2-47所示。

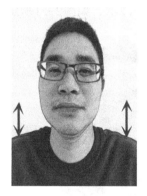

图2-46 肩部运动

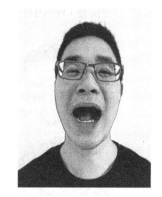

图2-47 张嘴、闭嘴运动

②脸颊运动（鼓腮、噘嘴各4次），如图2-48所示。

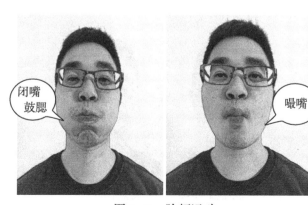

图2-48 脸颊运动

③嘴部运动：发"a""i""u""ei""ou"音各4次（夸张嘴型，需发长音），如图2-49所示。

（5）舌头运动：

①舌头向前后、左右运动各2次（若病人无法自行做，可用湿纱布拉舌尖），如图2-50所示。

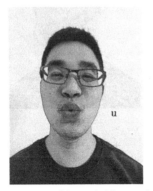
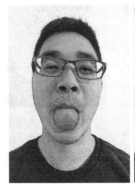
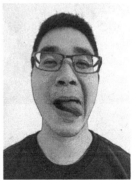

图2-49　嘴部运动（发"u"音）　　　图2-50　舌头向前后、左右运动

②舌头上下运动：舌头在口腔内往上下唇伸，各2次，如图2-51所示。

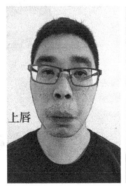
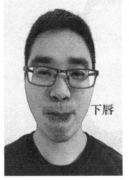

图2-51　舌头上下运动

③用舌头向左、向右推脸颊，持续1min，如图2-52所示。

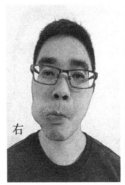
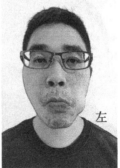

图2-52　舌头左右运动

（6）发声练习：用力发出"啪""塌""咖""啦"声各8次2回，如图2-53所示。

①啪：嘴唇用力吸住，用力发音。

②塌：舌头顶向上颚后发音。

③咖：用舌头力量发音。

④啦：舌头顶向上颚后发音。

（7）咳嗽练习：吸饱气后，深呼吸，用力咳。如图2-54所示。

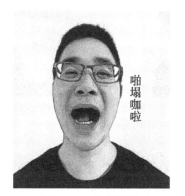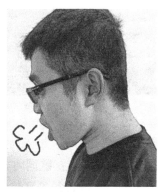

图2-53　发声练习　　　　　图2-54　咳嗽练习

（8）声带训练：发"a""i""u""ei""ou"长音各4次（二人互相用手抵住，做阻力运动，再发长音）。如图2-55所示。

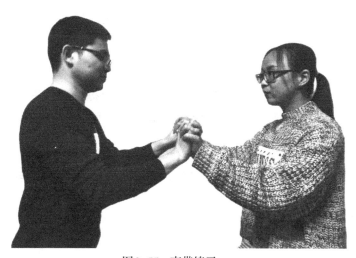

图2-55　声带练习

（9）唾液腺按摩：按摩耳、颚、舌下腺共4次，如图2-56所示。人体的唾液腺有三个位置：

①腮腺：位于耳朵的前下方，又称耳下腺。

②下颌腺：位于下颚骨内侧，也就是下巴部位。

③舌下腺：位于舌下方。

（10）将手放在甲状软骨上，做空吞咽动作2次（需闭上嘴巴）。如图2-57所示。

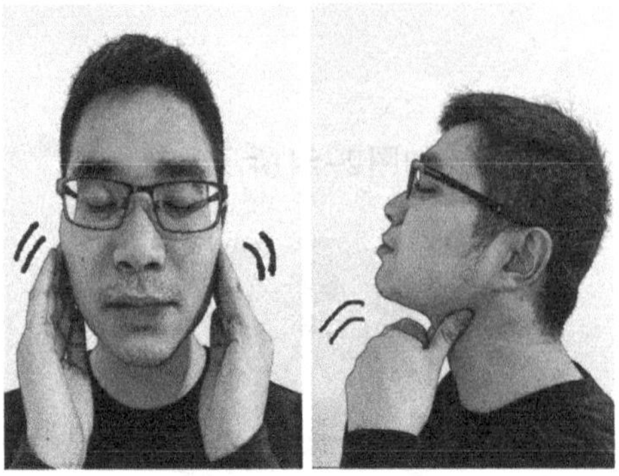

图2-56 唾液腺按摩

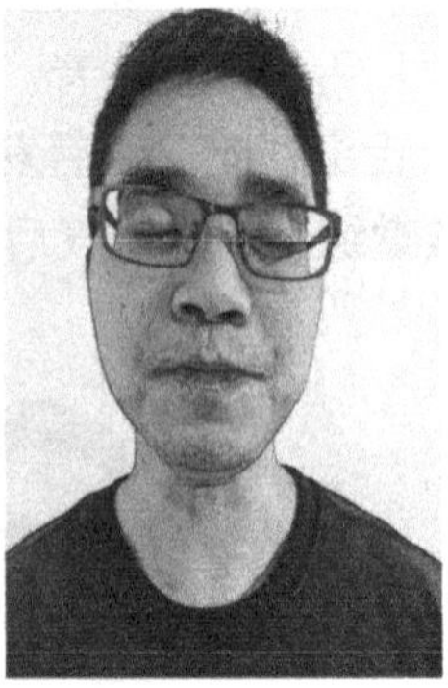

图2-57 空吞咽

（11）深呼吸2次。

（12）唱歌。选择歌词要点：歌词内容须以“o”“a”“i”“u”“ei”“ou”“啪”“塌”“咖”“啦”等音调为主，如：“哥哥爸爸真伟大，海浪滔滔我不怕”“两只老虎，两只老虎，跑得快，跑得快，一只没有耳朵，一只没有尾巴，真奇怪，真奇怪”。

2.2.2 咀嚼障碍的运动训练

2.2.2.1 口腔期

嘴唇、舌头、下颌的运动包括噘嘴、吹气、吐舌头、用舌头抵住脸颊、把嘴巴张到最大然后放松。

2.2.2.2 咽期

进行咀嚼障碍的运动训练的目的主要是加强喉部上提、强化呼吸肌及咳嗽能力以保护气道。训练内容包括深吸气之后，用不同的音调发“啊”音，腹式呼吸，读诗或唱歌，双手向下用力抵住桌面并发“啊”音。

2.2.3 轻度及中度咀嚼障碍者或可自行自我训练者的口腔训练

2.2.3.1 口腔准备期

1. 咀嚼障碍的原因

口腔动作不灵活。

2. 咀嚼障碍症状

（1）嘴唇闭锁不全：病人嘴巴无法紧闭，导致食物直接流出来或容易流口水。

（2）咀嚼器官功能不全：

①咀嚼困难。

②食物从口鼻流出。

③无法形成食糜或形成食糜时间过长。

④食物常含于口中无法咀嚼。

⑤唾液不足无法形成食糜。

（3）舌头运作功能不全：动作不灵活，食物常落在不适当的位置。

3. 训练目的

针对口腔肌肉力量不足者，加强肌肉力量及口腔动作协调。

4. 训练方法及频率

（1）方法：包括嘴唇、脸部、舌头等运动。

（2）频率：每个动作每次做5～10s，重复5遍，每天做4次，可由病人自行执行或家属协助执行。

5. 口腔运动训练

（1）脸部运动（一）

①按摩脸（面颊、上额、下巴、鼻子）直到温热；

②脸向前嘟起，再向外拉开笑（用最大的拉张幅度），重复做；

③用手将双颊向后拉，同时将嘴向前嘟；

④用手将双颊向前推，同时笑，抗衡相反方向的阻力；

⑤嘴巴闭合，挪动下颌，由一边挪向另一边；

⑥双颊向内吸，然后放松；

⑦双颊鼓气，持续5s，然后吐气放出。

（2）脸部运动（二）

①双颊鼓气，嘴巴闭合，将气由一边送到另一边，不可将气泄出。

②双眼闭合用力挤，然后睁大。轮流闭单眼。

③挤鼻子，持续5s。若脸有一边受损，用手将正常的一边面颊向下拉，同时试着用力挤脸部肌肉。

（3）嘴部运动

①双唇闭紧，互相压紧；

②嘴巴张大，同时试着将嘴嘟成"O"状，不可闭紧，停住、放松；

③吹口哨；

④用一根小吸管吹气；

⑤重复地说"pa，pa，pa……"，快且清楚；

⑥取3颗不同大小的纽扣，每颗纽扣用线绑着，将最大的纽扣放在唇后牙前，轻轻地拉动绑在纽扣上的线，嘴唇闭紧，以防纽扣从口中掉出。如此再试第二大的纽扣，最后试最小的纽扣。

嘴唇运动如图2-58所示。

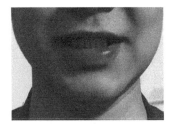

（a）微笑，露出上下排牙齿

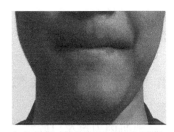

（b）嘟嘴，并发"呜"音，上下嘴唇向内闭合

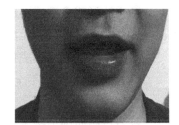

（c）用力发出"吧"音

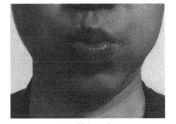

（d）鼓起双颊

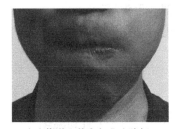

（e）作漱口状嘟起左边脸颊

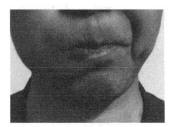

（f）作漱口状嘟起右边脸颊

图2-58　嘴唇运动

（4）舌部运动（一）

①用一块湿纱布包裹住舌尖，然后小心轻柔地向外拉；

②轻柔地将裹了纱布的舌头向左、右、上、下拉动；

③嘴巴张开，将舌头伸出，保持在中间，持续5s；

④舌头向嘴外伸，左右缓慢移动，慢慢加快速度，确保每次舌头都要碰到每一边的嘴角；

⑤舌头从口中伸出，再收回来。重复做，维持较快的速度。

（5）舌部运动（二）

舌部运动如图2-59所示。

①嘴巴闭合，舌头在上唇里面、上牙龈上左右来回移动，再换下唇重复做；

②舌头自口腔内颊向外顶，左右两边轮流做；

③舌头像扫地一样，自口腔内触碰每颗牙齿，由一边到另一边；

④用舌头舔嘴唇一整圈，再反方向做一次；

⑤张开嘴，伸出舌头，碰上唇。

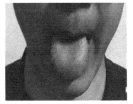

（a）舌头伸出

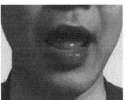

（b）舌头收回

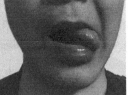

（c）舌头向左移动

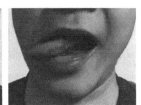

（d）舌头向右移动

图2-59　舌部运动

2.2.3.2　口腔推送期

1. 咀嚼障碍的原因

舌头活动不良或缺损、动作不协调。

2. 咀嚼障碍症状

（1）食团无法往后推送。

（2）食团常留在两边的牙齿附近。

（3）食团粘在软颚、硬颚、舌面上。

（4）食物由鼻孔呛出。

（5）启动吞咽反射时间过长等。

3. 口腔运动

除了加强口腔准备期的动作外，更须加强口腔的协调动作，可做发声练习，方法如下：

①a—i—u；

②ba—ba—ba，pa—pa—pa；

③la—la—la，ta—ta—ta；

④ka—ka—ka，pa—ta—ka；

⑤pi—pa—pu，ti—ta—tu；

以上每个音连续念5遍，每天做4次。

2.2.3.3　咽期

1. 咀嚼障碍的原因

食团无法引发吞咽反射或吞咽时间超过1s。

2. 咀嚼障碍症状

（1）病人在吞咽前、吞咽时或吞咽后，出现呛到、咳嗽的症状。

（2）病人抱怨好像有东西卡在喉咙等。

需通过吞咽造影检查来确切评估咽期的吞咽困难。

3. 训练目的

加强吞咽反射及咽部相关机能。

4. 训练方法及频率

（1）温度刺激法

针对吞咽反射超过1s或没有吞咽反射者。

教导家属用冰棉棒轻轻地接触病患的口腔两侧前咽门弓处，左右各轻触5次后，请病人吞口水，以上动作重复做5遍。在病人进食前30min或进食后至少间隔1h进行，一天做4次。

（2）声门内收运动（推提运动）

双手伸直，闭气推墙或提起重物，再从喉头发出"哈克"的声音并延长，每次做5遍，每天做4次。

（3）安全吞咽法

深呼吸一次后，闭气吞下一口食物，头部稍前倾，连吞两次后，用力咳嗽清喉咙，再正常呼吸。

（4）姿势摆位法

不同吞咽时期的功能缺损，以及不同病因有不同的姿势摆位法，必须由专业的语言治疗师经过完整的评估后，再进行训练。

2.2.3.4　食道期

食道本身为运送通道，若有食道问题，可会同其他相关部门医疗小组成员会诊。

2.2.4　咀嚼器官

咀嚼器官训练主要包括嘴唇、颊、舌肌肉的训练。

2.2.4.1　去敏感疗法

（1）先确认老年人是否对某种特定的事或物特别敏感或抗拒，包括心理性的或生理性的问题。若存在此种情形，优先解决。

（2）训练的顺序：

①先从离口唇部最远的地方开始，慢慢往中心接近。

②用较弱的刺激，持续长时间地压迫刺激部位。

③用手掌心完全接触并持续地压迫肌肉处，不要离开。

（3）进食时间以外都可进行训练。

2.2.4.2　鼻呼吸训练

（1）从食物在口腔内咀嚼处理到吞咽为止，其间是无法进行口呼吸的。

（2）鼻呼吸训练一般都是针对会用口呼吸的老年人，利用他们在吃东西的时候来训练鼻呼吸。

（3）训练前先确认老年人是否因为疾病而造成口呼吸。

（4）确认老年人用鼻呼吸且嘴巴闭紧，可在鼻前放面巾纸或鼻测镜来确认是否用鼻呼吸。

（5）务必促使老年人使用鼻呼吸，开始时嘴唇紧闭几秒即可，慢慢再延长时间。

（6）进食时间以外都可进行鼻呼吸训练。

2.2.4.3　吞咽促进训练

1.效果

（1）可诱发吞咽运动。

（2）可提高口腔内的感觉机能。

（3）可减少老年人咬汤匙的习惯。

2.方法

（1）训练前先清洁口腔。

（2）进食前若先用此法训练，可使呛咳或误咽的可能性降低。

（3）有过敏症状时不使用此法。

（4）口腔内先分成上、下、左、右4个区域，在下颚紧闭的情况下进行训练。

（5）食指的指腹放在牙齿与牙龈间，向后端有节律地按摩。

2.2.4.4 口唇训练

1. 口唇训练（一）

手指沿垂直于口轮匝肌肌纤维的走向压挤。将上下唇各分成3等份进行。每1/3用食指将口唇夹紧。如图2-60所示。

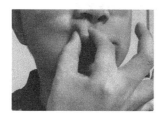
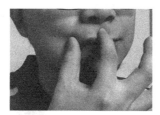
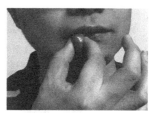

（a）第一等份上唇：食指先夹紧　（b）第一等份上唇：食指将口唇　（c）第一等份下唇：食指先夹紧
　　口唇　　　　　　　　　　　　　　分开　　　　　　　　　　　　　　口唇

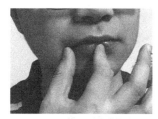
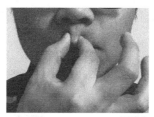
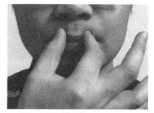

（d）第一等份下唇：食指将口唇　（e）第二等份上唇：食指先夹紧　（f）第二等份上唇：食指将口唇
　　分开　　　　　　　　　　　　　　口唇　　　　　　　　　　　　　　分开

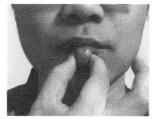
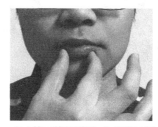
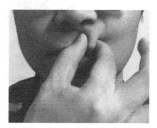

（g）第二等份下唇：食指先夹紧　（h）第二等份下唇：食指将口唇　（i）第三等份上唇：食指先夹紧
　　口唇　　　　　　　　　　　　　　分开　　　　　　　　　　　　　　口唇

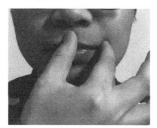
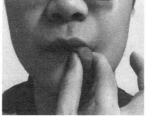
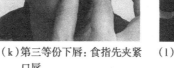
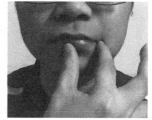

（j）第三等份上唇：食指将口唇　（k）第三等份下唇：食指先夹紧　（l）第三等份下唇：食指将口唇
　　分开　　　　　　　　　　　　　　口唇　　　　　　　　　　　　　　分开

图2-60　口唇训练（一）

2. 口唇训练（二）

食指伸入口唇与牙龈之间，将口唇往外侧夹出。将上下嘴唇分成2等份进行，不可将唇拉出。如图6-61所示。

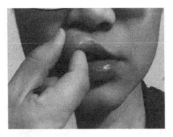

（a）右上唇：食指深入口唇与牙龈之间，然后将口唇往外侧夹出

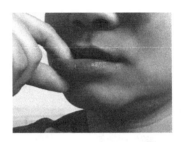

（b）右下唇：食指深入口唇与牙龈之间，然后将口唇往外侧夹出

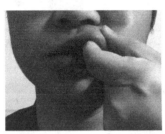

（c）左上唇：食指深入口唇与牙龈之间，然后将口唇往外侧夹出

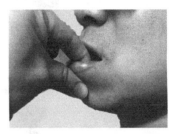

（d）左下唇：食指深入口唇与牙龈之间，然后将口唇往外侧夹出

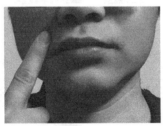

（e）口唇往外侧夹出时不要超过鼻角皱纹之外

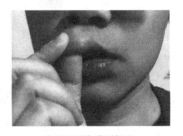

（f）不可将嘴唇拉出

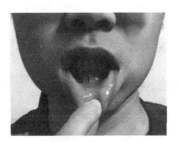

（g）要注意唇系带

图2-61　口唇运动（二）

3. 口唇训练（三）

将食指的指腹放在唇部，上唇向鼻子方向按压，下唇向下方按压。上下唇各分为3等份，嘴唇不要往内或往外翻。如图2-62所示。

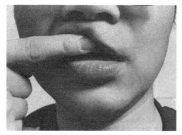
（a）右侧上唇向鼻子方向按压

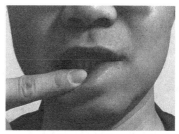
（b）右侧下唇向下方按压

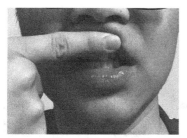
（c）中间上唇向鼻子方向按压

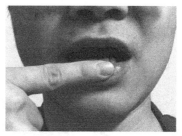
（d）中间下唇向下方按压

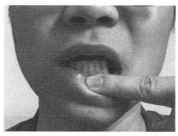
（e）左侧下唇向下方按压

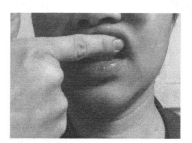
（f）左侧上唇向鼻子方向按压

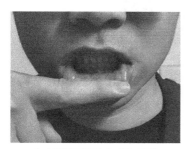
（g）嘴唇不能往内或往外翻

图2-62　口唇训练（三）

4. 口唇训练（四）

将食指指腹放在嘴唇的外形线（嘴唇与皮肤交界处）上，向前牙方向轻轻地按压。将上下唇各分成3等份进行。进行下唇的训练时，可在上颚前牙将下唇覆盖住后再压。如图2-63所示。

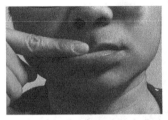

（a）右上唇：将食指指腹放在嘴唇的外形线上，向前牙方向轻轻按压

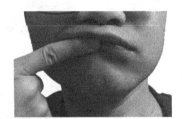

（b）右下唇：上颚前牙将下唇覆盖后再轻轻按压

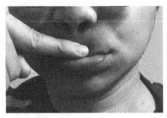

（c）中间上唇：将食指指腹放在嘴唇的外形线上，向前牙方向轻轻按压

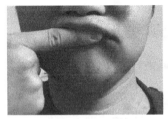

（d）中间下唇：上颚前牙将下唇覆盖后再轻轻按压

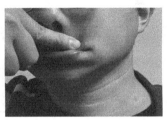

（e）左上唇：将食指指腹放在嘴唇的外形线上，向前牙方向轻轻按压

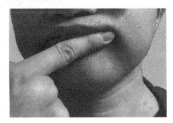

（f）左下唇：上颚前牙将下唇覆盖后再轻轻按压

图2-63　口唇训练（四）

5. 口唇训练（五）

轻轻地敲颏肌20～30下，如图2-64所示。

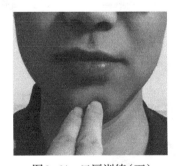

图2-64　口唇训练（五）

2.2.4.5　颊肌训练

做颊肌训练时，先让脸颊鼓起，食指放在颊的中央部，往外侧挺出，如图2-65a所示。颊肌很硬的患者，可用食指及大拇指缓慢地按摩，如图2-65b所示。注意不要将嘴角过度地拉开。

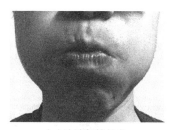 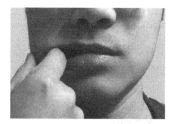

（a）让脸颊鼓起来　　　　　（b）颊肌很硬的患者，可用食指
　　　　　　　　　　　　　　　及大拇指缓慢地按摩

图2-65　颊肌训练

2.2.4.6　舌训练（口外法）

（1）下颚闭住的情况下，将下颌向下前方移动，使颈部的肌肉能松开。如图2-66a所示。

（2）将颌下部的正后方往上拉抬，如图2-66b所示。头部要固定好，使头部直视前方。

（3）若刺激确实做得好，手指动时可感觉到舌头在口腔内上下移动。

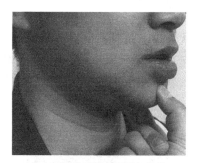 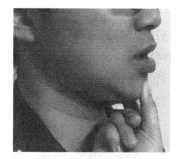

（a）两指将下颌向下前方移动　　　（b）两指将颌下部的正后方往上拉抬

图2-66　舌训练（口外法）

2.2.4.7　味觉刺激法

（1）下颚闭住的情况下，用糖果等有味道的食物擦涂下唇内侧，如图2-67a所示。

（2）下唇稍微闭住，让味道慢慢在口腔内扩散。

（3）在后方的舌头会因想尝试味道而伸出。

（4）口腔因受刺激而分泌唾液，将下颚扶住使其呈紧闭状态，待将唾液吞咽下去后，手便可以移开，如图2-67b所示。

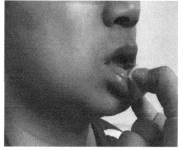 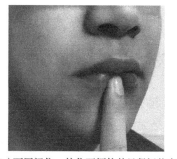

（a）用糖果涂擦下唇内侧　　　　（b）下唇闭住，扶住下颌使其呈紧闭状态

图2-67　味觉刺激法

2.2.4.8　咀嚼训练

（1）前牙的咬断食物训练：将合适的一口量食物放于前牙中，通过前牙上下咬合将食物咬断，如图2-68所示。

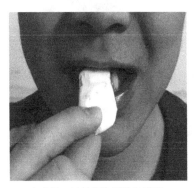 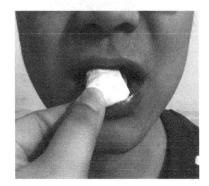

（a）将一口量食物放置在前牙　　　　　（b）通过前牙上下咬合将食物咬断

图2-68　前牙训练

（2）臼齿的咀嚼训练：将含纤维质多的棒状食物由口腔正中央移放到小臼齿部位附近，在牙齿可以咬合的情况下反复地进行咀嚼运动，让牙齿感觉齿列上的食物。在颊部与舌头的支持下，体会咀嚼的动作。持续给予食物，藉由辅助下颌运动训练，诱导下颌自主运动。如图2-69所示。

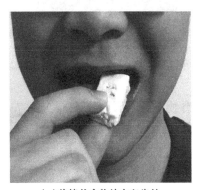 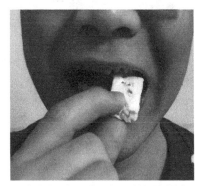

（a）将棒状食物放在臼齿处　　　　　（b）通过反复咀嚼运动，诱导下颌的自
主运动

图2-69　臼齿训练

2.3　相关知识链接

水易引起呛咳、误吸的原因：

（1）水是无色、无味、阻力极低的物质。

（2）喝水时头部向后仰，口腔、咽喉到气管形成一条直线，此姿势使水通过咽喉部时以较快的速度通过，极易引起呛咳。此时正常人的会咽软骨会及时盖住气管的开口，

但有中枢神经肌肉障碍、口腔咽喉处组织异常的患者，会咽软骨盖住气管开口的反应会延迟，造成呛咳。正常的吞咽过程如图2-70所示。

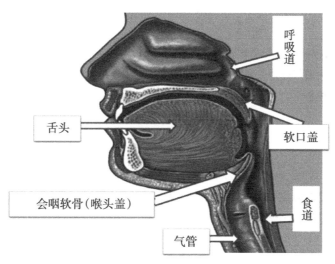

图2-70 正常吞咽过程

（摘自《吞咽障碍评估与治疗》）

2.4 相关标准操作流程

2.4.1 改良洼田饮水试验技术

1. 目的与适用范围

通过评估吞咽功能，对吞咽障碍患者的进食进行管理，预防吞咽障碍导致的并发症。

2. 名词释义

洼田饮水试验：是由日本学者洼田俊夫于1982年设计提出的方法，先让患者单次分别喝下1mL、3mL、5mL水，如无问题，再让患者像平常一样喝下30mL水，通过观察和记录饮水时间、有无呛咳、饮水状态等来判断患者是否有吞咽障碍及其程度。

3. 流程

（1）必需品：水杯、一杯30mL的水、5mL的注射器、血氧饱和度检测仪、吸痰用物及装置。

（2）操作流程（表2-10）：

表2-10 改良洼田饮水试验操作流程

序号	操作要求	要点与说明
1	洗手，戴口罩	
2	确认患者并解释：至患者床旁，核对床号、姓名；对于无法正常沟通的患者，要有两人核对腕带信息，解释操作目的和方法	至少同时使用两种患者身份识别方式
3	评估： （1）病情、意识、坐位平衡程度、合作程度； （2）患者或家属对洼田饮水试验的认知程度； （3）明确试验的安全性	（1）患者意识清醒且配合，格拉斯哥昏迷指数（GCS）≥12分。 （2）出现以下情况不考虑做饮水测试：①意识不清；②气管切开；③需要不断从气道抽出分泌物；④不能控制分泌物（如严重的流涎）；⑤张口严重受限或无法闭口
4	洗手，准备并检查用物	
5	安置体位：推车携物至患者床旁，协助患者取端坐位，指端佩戴血氧饱和度检测仪	（1）不能直接取坐位的患者可以通过调整床的角度，借助枕头或软垫来达到合适体位。 （2）选择坐椅的患者应确保椅子稳固且有扶手。 （3）选择坐轮椅的患者要坐好并系好安全带
6	检查、清理口腔，必要时吸净分泌物	（1）观察患者有无张口困难 （2）检查患者口腔的清洁度，是否有唾液或痰液，必要时吸痰 （3）有义齿者应戴上
7	执行过程： （1）判断患者的情况是否适合做改良洼田饮水试验（参照排除标准）。 （2）准备一杯30mL的水、5mL的注射器。 （3）协助患者取坐位（端坐位），指端佩戴血氧夹。 （4）向患者解释操作流程及目的，叮嘱患者在吞咽时不要说话。 （5）用注射器抽取1mL水放入患者口中，嘱其吞咽，像平常喝水一样喝下1mL水。	排除标准（即患者出现以下情况不考虑做饮水测试）： （1）测试在技术上不可行或是不安全。例如： ①神志不清； ②气管切开； ③需要不断从气道抽出分泌物； ④不能控制分泌物（如严重的流涎）；

续上表

序号	操作要求	要点与说明
7	（6）依次用3mL、5mL水试饮，方法同前，观察患者试饮、含饮情况及水是否从嘴唇流出、有无明显呛咳，如有则无需进入下一阶段，如无则进入下一步测试，监测患者测试前后的血氧饱和度（SPO$_2$）变化情况。 （7）若试饮无问题，让患者按前面的要求一口咽下30mL水，观察饮水的情况及所需时间和呛咳情况，有无边饮边呛、小心翼翼等表现，以及饮后声音变化；记录饮水时间、分几次喝完；观察患者反应、听诊情况（前后呼吸音情况，会厌谷和梨状隐窝是否有咕咕声）。 （8）在护理记录上记录测试结果。若患者能完成试验，则根据以下标准记录。 分级标准： Ⅰ级：可一次喝完，无呛咳；Ⅱ级：可分两次喝完，无呛咳；Ⅲ级：可一次喝完，但有呛咳；Ⅳ级：可分两次以上喝完，但有呛咳；Ⅴ级：常常呛咳，难以全部喝完。 诊断标准： 正常：在5s内喝完，分级在Ⅰ级；可疑：饮水喝完时间超过5s，分级在Ⅰ～Ⅱ级；异常：分级在Ⅲ～Ⅳ。 若患者不能合作或拒绝测试，即记录为未做，并写明原因	⑤张口严重受限或无法闭口者。 （2）吞咽困难： ①不正常的声音（湿或沙哑的声音）； ②弱的自主咳嗽； ③流口水和被自己的唾液所呛； ④需要频繁地抽痰； ⑤鼻腔返流、呛咳； ⑥吸入性肺炎或是可疑的吸入性肺炎

4. 质控要点

（1）饮水试验只是评估吞咽功能的方法之一，部分患者饮水试验虽正常，但仍存在误吸危险。

（2）评估患者的意识程度、咽反射、吞咽功能，注意口腔内有无食物残留，及时观察患者有无进食呛咳、面色发绀、窒息等症状。

（3）注意患者有无纳差、腹胀、恶心、呕吐、胃内潴留等症状，以了解胃排空情况，如出现意识障碍加重、心力衰竭等病情变化时，需特别关注患者的消化功能。

（4）观察患者精神、面色、生命体征、血氧饱和度等的变化，每班肺部听诊，及时观察有无精神症状、发热、呼吸困难、脉搏加快、血氧饱和度下降、面色发绀、肺部啰音等肺炎的临床表现。

（5）了解胸片、胸部CT、血常规等辅助检查结果。

（6）关注吞咽功能康复锻炼的方法和结果。

5. 质检表（表2-11）

表2-11 吞咽功能评估技术评分标准

科室：   姓名：

项目	总分	技术操作要求	权重				得分	备注
			A	B	C	D		
操作过程	90	洗手，戴口罩	10	6	4	0		
		确认患者并解释	10	6	4	0		
		评估	10	6	4	0		
		准备并检查用物	10	6	4	0		
		安置体位	10	6	4	0		
		确认喂水是否正确	10	6	4	0		
		观察	10	6	4	0		
		记录	10	6	4	0		
		整理用物	10	6	4	0		
评价	10	操作动作熟练、省力	4	3	2	0		
		沟通有效	3	2	1	0		
		关心病人感受	3	2	1	0		
总分	100							

主考教师：   考核日期：

2.4.2 吞咽障碍患者标准喂食技术

1. 目的与适用范围

减少和避免误吸，预防吞咽障碍患者因不正确的进食方式而导致的并发症。

2. 流程

（1）必需品：碗、糊状/冻状食物、温开水一杯、5～10mL的长柄勺、带切口的水杯、血氧饱和度监测仪、纸巾、毛巾、围兜、牙刷、弯盘、一次性薄膜手套、负压吸引装置、速干手消毒剂、生活垃圾桶。

（2）操作流程（表2-12）：

表2-12 吞咽障碍患者标准喂食操作流程

序号	操作要求	要点与说明
1	洗手，戴口罩	
2	确认患者并解释：至患者床旁，核对床号姓名；对于无法正常沟通的患者，两人核对腕带信息，解释操作目的和方法	至少同时使用两种患者身份识别方式
3	评估： （1）病情、意识、精神状态、合作程度、耐力、咳嗽力量； （2）吞咽器官功能	禁忌：不能吞水的患者
4	准备并检查用物： （1）环境安静舒适、干净、明亮； （2）患者清醒，能配合护士指令性要求，清洁口腔、做口腔操； （3）操作者洗手并检查用物	（1）食物除按照平衡膳食的种类和比例选择外，还必须考虑其容易吞咽又不会引起误吸。 （2）调配食物时选糊状、果冻状、密度均匀、黏性适当、不宜松散、容易变形且很少在黏膜上残留的食物。 （3）使用搅拌机将煮熟的食物（谷类、肉、菜、豆类等）混合绞碎，制成易于口腔移送和吞咽的食物。 （4）食物温度控制在38~40℃为宜
5	安置体位：取端坐位，保持躯干呈90°或健侧卧位	（1）患者能坐起来就不要躺着，能在餐桌边进食就不要在床边。 （2）偏瘫卧床患者：进食过程中尽量取健侧30°~60°侧卧位，颈和头稍前倾，用枕头垫起偏瘫侧肩部；喂食者站在患者健侧，该体位能减少食物向鼻腔反流误吸的风险。 （3）正确的轮椅进食姿势（偏瘫患者）：双手放于桌面，肘部可弯曲成90°；头垫软枕，保持中立位，下巴微微回收；腰背挺直，靠在椅背上；脚平放于地面，使髋部与膝部成90°；身体和桌子之间拉开一个拳头大小的距离
6	实施过程： （1）协助患者清洁口腔； （2）胸前垫围兜，健侧中指戴血氧饱和度监测指套； （3）喂食：确认食团放入正确位置；	（1）进食时应把食物放在口腔最能感觉食物的位置，有利于促进食物在口腔中输送。最好把食物放在健侧舌后部或健侧颊部，这样有利于吞咽。 （2）如一口量容积过大，食物难以一次通过咽门，容易从口中漏出或滞留在咽部，增加误吸风险；过少则难以诱发咽反射。

序号	操作要求	要点与说明
6	（4）确认一口量：使用 5mL 的长柄勺先以 1mL 的量开始缓慢尝试，增加到 4mL 时若均无不适，可酌情增加至适合患者的最大一口量（液体控制在 20mL 以内，布丁 5～7mL，浓稠泥状或糊状食物 3～5mL，肉团 2～3mL）	（3）进食速度：确认患者前一口食物已完全吞咽后方可再喂，避免两次食物重叠入口，导致误吸。 （4）进食时间最好控制在 30min 以内，最长不超过 40min，进食时间过长会导致患者吞咽功能疲劳而引发误吸。 （5）喂食过程中，患者若出现呛咳，则停止喂食，协助其取侧卧位，鼓励患者用力咳。 （6）耐力差的患者少食多餐。 （7）痰多者进食前先排痰。 （8）进食后做空吞咽动作、咳嗽数次，减少食物残留，保持坐位 30～60min，防止反流
7	观察：嗓音、呼吸音有无变化，有无呛咳，心率、SPO$_2$变化，有无呼吸困难、气喘、面色发绀等，咀嚼、吞咽速度，进食量及所需帮助程度，疲劳程度	（1）观察患者进食中和进食后有无呛咳及吸痰，痰液中有无食物。 （2）监测体温有无异常
8	整理用物：查看患者的口腔内是否有食物残留，协助清除食物残渣、清洁口腔，整理床单位，物品分类处置	
9	记录：喂食量、一口量、喂食总量，以及有无呛咳、有无食物残留及残留部位、体温等	

3. 质控要点

（1）操作过程中评估食物的种类、性状、黏稠度。

（2）注意患者口腔内有无食物残留，及时观察是否有进食呛咳、面色发绀、窒息等现象。

（3）注意观察患者有无纳差、腹胀、恶心、呕吐、胃内潴留等症状，以了解胃排空情况。

（4）观察患者的神志、生命体征、血氧饱和度等变化，每班经行肺部听诊，及时跟踪肺部啰音、痰液、呼吸、血氧饱和度等情况，观察患者是否有呼吸困难、脉搏加快、面色发绀、发热等肺炎的临床表现。

4.质检表（表2-13）

表2-13 吞咽障碍患者标准喂食评分标准

科室： 姓名：

项目	总分	技术操作要求	权重				得分	备注
			A	B	C	D		
操作过程	90	洗手，戴口罩	10	6	4	0		
		确认患者并解释	10	6	4	0		
		评估	10	6	4	0		
		准备并检查用物	10	6	4	0		
		安置体位	10	6	4	0		
		确认喂食是否正确	10	6	4	0		
		观察	10	6	4	0		
		记录	10	6	4	0		
		整理用物	10	6	4	0		
评价	10	操作动作熟练、省力	4	3	2	0		
		沟通有效	3	2	1	0		
		关心患者感受	3	2	1	0		
总分	100							

主考教师： 考核日期：

2.4.3 鼻胃管喂食护理技术

1.目的与适用范围

为不能经口进食患者提供营养物质、水分以及药物，以保证患者的营养和治疗需要，维持胃肠道的正常功能，减少胃肠道、代谢以及感染等相关并发症的发生。

2.流程

（1）必需品：糊状或流质食物、毛巾、温水、灌食空针或30mL注射器、手消毒剂、医疗垃圾桶。

（2）操作流程（表2-14）：

表2-14　鼻胃管喂食护理操作流程

序号	操作要求	要点与说明
1	洗手，戴口罩	
2	确认患者并解释：至患者床旁，核对床号姓名；对于无法正常沟通的患者，两人核对腕带信息，解释操作目的和方法	至少同时使用两种患者身份识别方式
3	评估：患者的病情、意识状态、生命体征、鼻饲需要、禁忌症	麻痹性肠梗阻、活动性消化道出血、腹泻急性期患者不宜进行
4	准备并检查用物：洗手，检查用物	确认鼻胃管位置正确，铺垫巾或毛巾，糊状或流质食材不受致病菌污染、温度38～40℃
5	安置体位：推车携物至患者床旁，抬高床头30°～45°	避免吸入性肺炎
6	实施过程： （1）间歇性注入营养液 ①回抽胃内容物，确认胃管在胃内并了解有无胃潴留（如回抽胃内容物大于100mL，把最后回抽的100mL注入胃内，本次进食量减半；如小于100mL，按原速度注入。第二次鼻饲，回抽胃内容物如大于100mL，暂停鼻饲；如小于100mL，按减半量鼻饲）。 ②每次鼻饲前后用20～50mL温开水冲洗胃管，以维持管道通畅及清洁。 （2）连续性注入营养液 ①营养液连接滴注管，排气后安装在营养泵上，调节速度。 ②6h回抽胃管，确认胃管在胃内并了解有无胃潴留，如回抽胃内容物大于100mL，本次进食量减半，把最后回抽的100mL注入病人胃内，注入速度减半；如小于100mL，按原速度注入。6h后再回抽胃管，如回抽胃内容物大于100mL，暂停鼻饲；小于100mL，则按减半后的速度注入。 ③营养液滴入前后用20mL温开水冲洗管道，滴注过程中每4h注射20mL温开水冲管	（1）每天鼻饲4～5次，每次鼻饲量200～300mL。 （2）药片研碎、溶解后鼻饲。 （3）连续性注入营养液时，每24h更换鼻饲液容器具

续上表

序号	操作要求	要点与说明
7	观察记录	每次胃管回抽情况需记录在护理记录单上，若出现特殊异常情况，必须及时通知主管医生
8	整理用物	

3.质控要点

（1）注意患者有无纳差、腹胀、恶心、呕吐、胃内潴留等症状，以了解胃排空情况。

（2）注意有无发生误吸。

4.质检表（表2-15）

表2-15 鼻胃管喂食护理技术评分标准

科室： 姓名：

项目	总分	技术操作要求	权重				得分	备注
			A	B	C	D		
操作过程	90	洗手，戴口罩	10	6	4	0		
		确认患者并解释	10	6	4	0		
		评估	10	6	4	0		
		准备并检查用物	10	6	4	0		
		安置体位	10	6	4	0		
		确认鼻饲是否正确	10	6	4	0		
		观察	10	6	4	0		
		记录	10	6	4	0		
		整理用物	10	6	4	0		
评价	10	操作动作熟练、省力	4	3	2	0		
		沟通有效	3	2	1	0		
		关心患者感受	3	2	1	0		
总分	100							

主考教师： 考核日期：

5.鼻胃管喂食工作指引（图2-71）

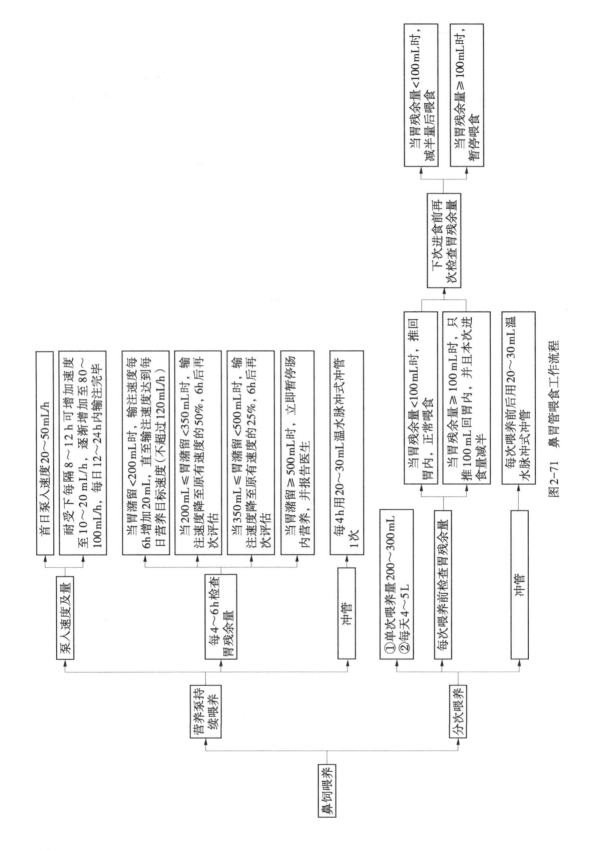

图2-71　鼻胃管喂食工作流程

第3章 个人卫生与洗澡训练

3.1 身体清洁照护

3.1.1 洗脸、洗头、梳头照护训练

1. 目的

（1）维持皮肤完整性，对抗感染；

（2）增加活动量，促进呼吸与血液循环；

（3）保持舒适和松弛；

（4）提供知觉刺激；

（5）协助维持关节功能；

（6）增进身心舒畅。

2. 用物准备

吹风机、洗发液、润发液、毛巾（2条，1条小毛巾用于洗脸）、浴巾、梳子、洗头槽、水桶（脸盆）、温水（36~38℃为宜，以老年人感受为主）、水勺1个，根据老年人情况准备护发素。如图3-1所示。

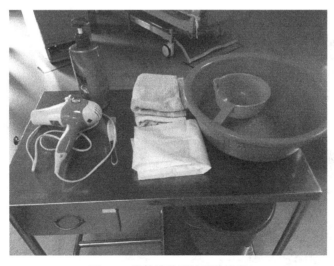

图3-1　身体清洁照护用物准备

3. 实施

（1）洗手，戴口罩、围裙；做相关解释工作，取得老年人的理解与配合。老年人发烧或身体状况差时，可用干洗毛巾或温热湿毛巾擦拭。

（2）环境准备：环境适宜，温度适宜，避免对流风，必要时拉帘子或使用屏风。如图3-2所示。

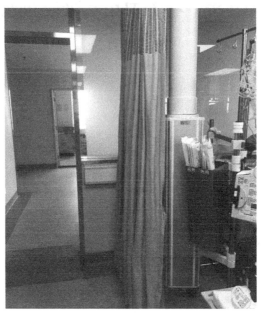

图3-2　环境准备

（3）老年人准备：询问老年人是否有两便需要；老年人取舒适平卧位；用棉花球塞住老年人的耳朵，以防水进入。如图3-3所示。

（4）使用梳子将头发梳开，避免用力拉扯，对于打结严重的头发可使用润发油。如图3-4所示。

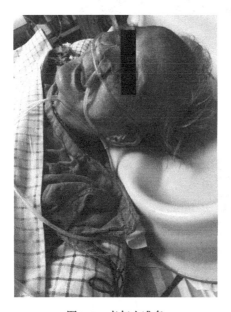

图3-3　老年人准备

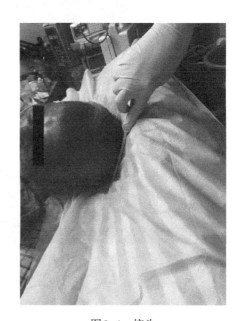

图3-4　梳头

（5）用勺子装水把头发全部打湿，注意水流方向，避免流向眼睛。图3-5为操作示意。

（6）头发湿透后取用硬币大小的洗发液，均匀涂抹于头发上，以按摩头皮的方式洗头，勿使用指甲抓洗。图3-6为操作示意。

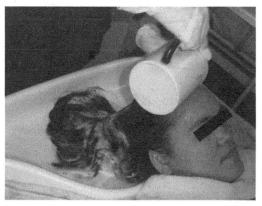

图3-5 打湿头发 图3-6 洗头发

（7）冲水：冲水时耳朵向前压，避免水入耳；同时注意水流方向，避免水流向眼睛。如图3-7所示。

（8）使用毛巾包裹洗干净的头发，顺手把洗发槽拿走，使用浴巾擦干头发、耳朵。如图3-8所示。

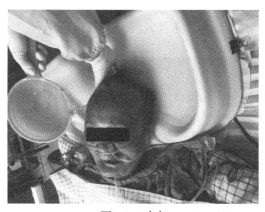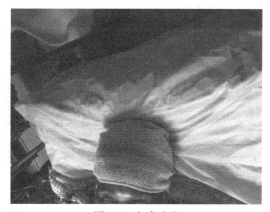

图3-7 冲水 图3-8 包裹头发

（9）用吹风机吹干头发，吹前额时须用手挡住热风，避免吹到眼睛及脸部。如图3-9所示。

（10）吹干头发后，协助老年人坐起来，取少量润发油涂抹于头发，使用梳子从发际到发尾轻轻梳理，同时轻轻按摩头皮。

（11）取用小毛巾，打湿毛巾进行洗脸。按眼睛—鼻子—耳朵—面颊—嘴—脖子的顺序进行擦拭，脸部眼角皱纹处易生油垢，需仔细轻柔擦拭。如图3-10所示。

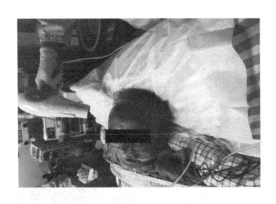

图3-9　吹头发

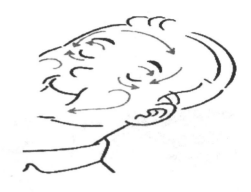

图3-10　洗脸顺序

（12）整理用物，做好记录。

3.1.2　洗澡照护训练

1. 目的

（1）维持皮肤完整性，对抗感染；

（2）增加活动量，促进呼吸与血液循环；

（3）保持舒适和松弛；

（4）提供知觉刺激；

（5）协助维持关节功能；

（6）增进身心舒畅。

2. 用物准备

沐浴露、纱布毛巾1条、毛巾2条、脸盆、37℃温水、水性乳液，如图3-11所示。

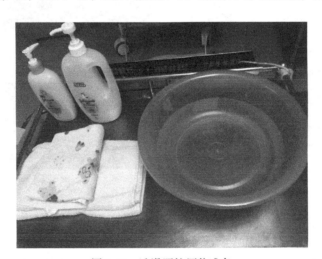

图3-11　洗澡照护用物准备

三条毛巾使用须知：

①洗脸纱布毛巾清洁位置：眼睛、鼻子、耳朵、面颊、嘴、颈部。

②身体毛巾清洁位置：手臂、胸、腹、背、腰、大腿、小腿、足部。

③会阴部毛巾清洁位置：臀部、会阴部。

3. 实施

（1）洗手、戴口罩，必要时穿围裙。如图3-12所示。

（2）环境准备：环境适宜，温度适宜，避免对流风；操作期间请无关人员离开，拉帘子或使用屏风，保护老年人隐私；浴室、更衣室需保持暖和，天寒时需使用电暖气取暖。

（3）老年人准备：询问老年人是否有两便需要，老年人取舒适平卧位。

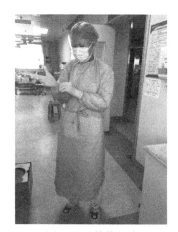

图3-12 着装要求

（4）准备半盆温水，按压一大滴沐浴露与温水均匀混合，避免使用刺激的沐浴露。擦拭程序如下：

①擦拭脸：按眼睛—鼻子—耳朵—面颊—嘴—脖子的顺序进行擦拭，脸部眼角皱纹处易生油垢，需仔细轻柔擦拭。

②擦拭颈部：注意擦拭颈后。

③脱下上衣，覆盖老年人上身，逐个擦拭手指，由手腕部向腋下方向擦拭手臂，再擦拭腋下，如图3-13、图3-14所示。

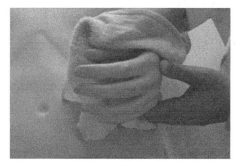

图3-13 擦拭手腕

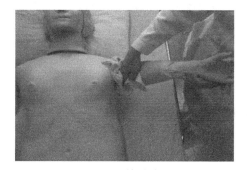

图3-14 擦拭腋下

④擦拭胸部、腹部：以划圈的方式擦拭胸部、腹部，如图3-15所示。女性乳房下缘处需擦拭干净。肚脐处有污垢时，需先擦婴儿油再用棉签清除。

⑤擦拭背部：背部由下往上擦拭，如图3-16所示。

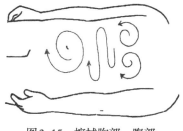

图3-15 擦拭胸部、腹部

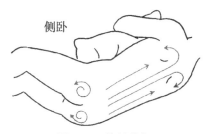

图3-16 擦拭背部

⑥擦拭腰部、臀部，如图3-17所示。臀部以划圈的方式擦拭。

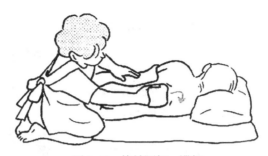

图3-17　擦拭腰部、臀部

⑦擦拭脚部。

⑧擦拭会阴部。擦拭完洗手，更换手套。

⑨全身涂抹润肤露，避免皮肤干燥。

⑩更换干净的上衣、裤子。

⑪整理用物，做好记录。

4.洗澡注意事项

（1）洗澡最好在饭前30min或饭后1h进行，以免影响肠胃消化；

（2）患有心脏病的老年人，洗澡水温勿太热或太冷；

（3）冬天洗澡时，水温勿过热，以免洗后皮肤干燥不适；

（4）浴室、更衣室需保持暖和，天寒时需使用浴霸保暖。

5.洗澡后护肤

（1）肤质偏干性者，最好用温水清洗全身，在脏污部位（阴道、肛门）以含有乳霜成分的沐浴露清洗；

（2）沐浴后，马上用毛巾吸干水分，搽上乳液，可以留住肌肤水分；

（3）皮肤干裂者，使用凡士林或乳液擦拭。

（4）有包尿片者，使用氧化锌软膏擦拭臀部。

6.皮肤照护注意事项

（1）清洗皮肤时选用微酸性肥皂，勿用药皂或消毒液。

（2）清洗后用乳液擦拭皮肤，以免皮肤干燥。

（3）水温不可太高，避免造成皮肤发痒、潮红以及皮肤落屑等问题。

7.特殊情况皮肤照护方法

（1）皮肤脱屑、龟裂照护法

①洗澡前30min先用婴儿油（矿物油）涂抹皮肤后再洗澡。

②使用含有乳霜成分的沐浴露。

③类固醇造成的皮肤问题（皮肤薄脆、出现瘀血），可使用ADE乳液混合水性乳液涂抹。

④足部使用凡士林涂抹。

⑤洗肾、糖尿病老年人使用治疗性深层滋润乳液涂抹。

（2）水肿皮肤照护法

①皮肤有自发性渗液时，尽量选用无缝边、易吸汗、透气类材质衣物；渗液处先用无菌纱布包扎后再穿衣服，当纱布敷料湿度超过50%时，需更换纱布。

②皮肤有破损时，先执行伤口消毒步骤，再涂抹Spersin药膏，然后覆盖干纱布。

③皮肤出现薄脆、瘀血情况时，可使用ADE乳液加水性乳液混合涂抹。

④在帮助老年人翻身摆体位时，须注意勿以拉扯方式移位，以免造成皮肤破损（会产生摩擦力及剪切力）。

（3）皮肤病护理法

①皮肤疑似有皮肤病（如湿疹、癣、疥疮、疱疹、霉菌等感染），需请皮肤科会诊，减少病灶蔓延。

②异味性皮肤炎导致皮肤异常瘙痒者，可使用枫藤、野菊花、金银花、石菖蒲等中草药，用小火熬煮后，过滤草药渣，以药水擦淋或浸泡方式清洁身体。擦干身体后擦拭茶籽油即可。

（4）耳朵清洁法

①耳廓处有油垢或屑片时，用纱布沾少许婴儿油擦拭干净。

②内耳有耳屎粘耳道或有分泌物时，须知会耳鼻喉科处理。

③平常洗澡时，需注意耳部的清洁。

④洗澡后，耳朵也须擦少许水性乳液。

⑤可教导家属帮老年人做耳垂按摩（按摩前先在耳朵上擦乳液），须轻柔，勿用力。

（5）洗澡时伤口周围皮肤清洁法

①感染性平面或感染性瘘管式伤口：先去除脏的敷料，伤口基部覆盖N/S纱布后，再清洗伤口周围皮肤。

②手术后非感染性伤口：先将伤口周围皮肤用沐浴露清洗干净，再去除脏的敷料，用N/S纱布清洗伤口周围尚未清洗的皮肤。

（6）包尿片者尿液粪便残留皮肤清洁法

①先用温水冲洗会阴部，将皮肤冲洗干净；

②用干毛巾清洁，以点式法擦干皮肤；

③擦拭少许氧化锌软膏于臀部皮肤。

3.1.3　会阴部清洁照护（冲洗）训练

1. 目的

（1）清洁外阴部，预防感染。

（2）除去阴道分泌物，减少恶臭，增进舒适程度。

（3）促进会阴、肛门处伤口愈合。

2. 用物准备

无菌妇科棉签、冲洗壶、生理食盐水、铺有治疗巾的治疗盘、浴毯或大单、一次性使用中单、护理垫（60cm×90cm）、温水（水温41℃）、抗菌洗液、一次性弯盆、便盆、屏风、手套、卫生纸、棉垫。

3. 实施

（1）洗手，戴口罩，身份核对，并向老年人及家属说明解释，取得老年人及其家属的理解与配合。如图3-18所示。

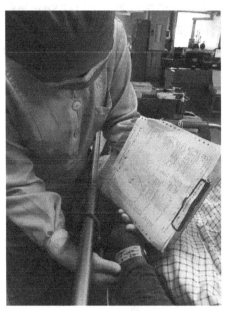

图3-18　身份核对

（2）操作前询问老年人是否需要如厕，指导老年人放松心情。

（3）洗手，并准备用物及冲洗溶液（或将41℃温水倒入冲洗壶中）。

（4）将用物携至病人床单位，再次确认老年人身份（称呼全名，以免发生错误）。

（5）关闭门窗，围屏风或拉上隔帘，避免对流风。操作过程注意保暖，避免着凉。

（6）以浴毯或大单替代盖被，覆盖身体暴露位置。

（7）协助老年人脱除裤子（可以只脱掉靠近照护者一侧的裤管）。

（8）以浴毯或大单覆盖老年人：将浴毯或大单的四角分别置于老年人胸前、身体两侧及两腿间；将置于身体两侧的两角分别缠绕左、右下肢，然后折入臀部下方或踏于足底并固定。

（9）协助女性老年人采取曲膝仰卧式；男性老年人取平躺仰卧，膝略弯曲。

（10）在老年人臀下横铺一次性中单及护理垫。

（11）协助老年人抬高臀部并于臀下放置便盆，将弯盘放置于靠近便盆处。

（12）将两腿间的浴毯或大单反折至腹部，露出会阴部；于耻骨联合处垫2～3张卫生纸。

（13）撕开冲洗无菌妇科棉签包，一手持冲洗壶，另一手取无菌妇科棉签准备冲洗。

4. 女性老年人会阴冲洗方法（无导尿管）

（1）左手提冲洗壶，先倒少许水于阴阜部，询问病人水温是否适宜。

（2）右手取一支无菌妇科棉签，分开小阴唇，冲洗尿道口并轻轻擦拭。

（3）使用第二支无菌妇科棉签清洗并擦拭左小阴唇，第三支无菌妇科棉签清洗并擦拭右小阴唇。

（4）使用第四支无菌妇科棉签清洗并擦拭左大阴唇，第五支无菌妇科棉签冲洗并擦拭右大阴唇。

（5）使用第六支无菌妇科棉签清洗并擦试肛门。（注意：冲洗方法应由上至下，由内向外，每擦拭一个部位更换一支无菌妇科棉签，冲洗、擦拭次数以清洁为标准。）

（6）最后取干毛巾擦净会阴部水迹。

（7）协助病人整理衣裤及床单位，嘱病人休息，开窗通风，整理用物。

（8）洗手，记录时间、老年人反应及分泌物情况。

5. 男性老年人会阴冲洗方法（无导尿管）

（1）左手提冲洗壶，先倒取少许水于阴阜部，询问病人水温是否适宜。

（2）将包皮向后拉露出龟头，左手提冲洗壶，右手拿一张棉柔巾清洗龟头并轻轻擦拭，冲洗后回纳包皮。

（3）使用第二张棉柔巾清洗阴茎并轻轻擦拭。

（4）使用第三张棉柔巾冲洗并擦拭阴囊。

（5）最后取干毛巾擦净整个会阴部的水迹。

（6）协助老年人抬高臀部，移去便盆、护理垫及治疗巾，以卫生纸擦干臀部。

（7）协助老年人穿好裤子，并采取舒适卧位；移去浴毯或大单，盖好被子，并整理老年人床单位；移去屏风或拉开隔帘，并打开门窗。

（8）整理、清洁用物并归回原位。

（9）洗手，记录（包含时间、老年人反应及分泌物情形）。

6. 留置导尿管的女性老年人会阴消毒方法

（1）准备优碘无菌妇科棉签包、护理垫。

（2）消毒顺序：阴阜→对侧大腿根部→近侧大腿根部→对侧大阴唇→近侧大阴唇→对侧小阴唇→近侧小阴唇→尿道口→尿道口至尿管处3～5cm（采用螺旋形消毒方法）。

注意：一支优碘无菌妇科棉签只能用于消毒一个部位，并且限用一次，消毒方向不折返。

7. 留置导尿管的男性老年人会阴消毒方法

（1）准备优碘无菌妇科棉签包、护理垫。

（2）消毒顺序：阴阜→对侧大腿根部→近侧大腿根部→阴茎背侧（自阴茎根部向尿道口方向消毒）→阴茎两侧→用无菌纱布包裹阴茎并抬起→阴茎腹侧→阴囊→将包皮向后退暴露尿道口→自尿道口向外向后旋转擦拭尿道口→龟头→冠状沟→尿道口至尿管处3～5cm（采用螺旋形消毒方法）。

注意：一支优碘无菌妇科棉签只能用于消毒一个部位，并且限用一次，消毒方向不折返。

8. 导尿管固定方式

男性老年人：使用井字固定法将导尿管贴在大腿内侧，如图3-19所示。

女性老年人：使用结绳法固定导尿管并贴在大腿内侧，如图3-20所示。

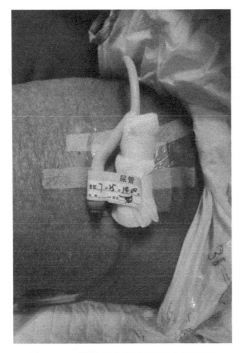

图3-19　使用井字固定法固定导尿管

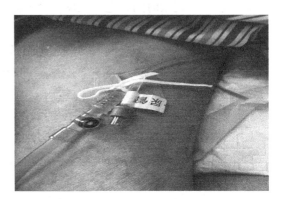

图3-20　使用结绳法固定导尿管

9. 导尿管护理注意事项

（1）适当固定导尿管：男性老年人将导尿管固定于下腹部；女性老年人将导尿管固定于大腿内侧。

（2）避免导尿管扭转或压折，以防阻塞；且不可拉扯，以防出血。

（3）尿袋每隔8h或当尿量超过700mL时需及时倒出。

（4）尿袋接头及倾倒管勿松脱，应保持密闭，以防污染。

（5）尿袋应保持在膀胱部位以下，以防尿液逆流，且不可接触地面。

（6）搬运老年人时，可先将引流管夹住，避免尿液回流。

（7）尿袋宜每周更换一次。

（8）导尿管不需要定期更换，但若有感染或阻塞时，则必须更换。

（9）观察尿液的颜色及性状，注意有无混浊或沉淀产生。

（10）若分泌物多，则增加冲洗或清洁次数。鼓励饮水并摄取富含维生素C的新鲜果汁，以减少感染及尿路阻塞现象。

（11）如有下列泌尿道感染征兆发生，请立即就医：发烧、发冷、尿道疼痛、尿液浑浊、尿道口分泌物增加。

10. 其他特殊照护方法

（1）未留置导尿管的尿失禁男性患者护理措施（阴茎长度大于3cm者）

①剪开L号婴儿纸尿裤；

②用纸胶带粘好纸尿裤的洞口，将阴茎拉出；

③将阴茎包裹好，避免排泄物浸润。如图3-21所示。

（2）未留置导尿管的尿失禁男性患者护理措施（阴茎长度小于3cm者）

直接用L号婴儿纸尿裤包裹阴茎及阴囊部位，避免排泄物浸润，如图3-22所示。

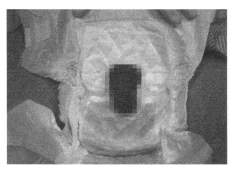 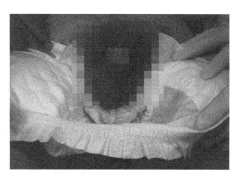

　　　图3-21　婴儿纸尿裤式护理（一）　　　　　　图3-22　婴儿纸尿裤式护理（二）

（3）女性老年人会阴部护理

①女性老年人须保持会阴部及肛门口干爽，于阴道口使用2cm×2cm干纱布松散填塞，如图3-23所示，避免排泄物渗入阴道口造成感染。

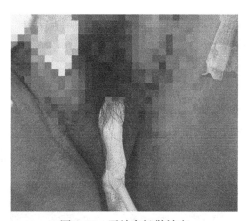

图3-23　干纱布松散填塞

②会阴部必须每天清洁一次。

③若会阴部有伤口，须每隔8h清洁一次；有积垢时，需用肥皂清洗。

（4）预防潮湿措施

①若有皮肤病，则需请医师先处理皮肤病。

②臀部周围皮肤粘贴薄膜敷料。

③男性老年人利用L号婴儿纸尿裤隔离阴囊部位，避免排泄物浸润。

④肛门口周围以散纱防护，预防潮湿。

（5）泌尿系统合并症护理

①改变姿势卧位并多喝水。

②注意清洁。

③酸化尿液（补充维生素C，如蔓越莓汁）等。

④多数合并肢体无力、瘫痪或行动不便之脑中风长期卧床老年人，若水分补充不足，易导致泌尿道滋生细菌从而引发感染。

⑤神经受损导致无法自行排尿液、必须留置导尿管者，易感染尿道炎，定期清洁与消毒导尿管十分重要。

3.1.4 足部照护训练

1. 目的

（1）维护老年人足部清洁，促进血液循环；

（2）防止老年人足部皮肤干燥龟裂；

（3）观察老年人的下肢血液循环及皮肤状况；

（4）预防鸡眼、胼胝与伤口的产生。

2. 足部护理禁忌症

（1）淋巴性水肿。

（2）下肢水肿并有组织液渗出。

（3）皮肤有水泡，不可泡脚。

3. 用物准备

37℃温水、脸盆、沐浴露、毛巾、乳液、指甲刀及锉刀（电动磨脚器）、浮石、棉袜。

4. 实施

（1）水温不得高于38℃，以免烫伤病患。

（2）将双足泡于有沐浴露的温水内5～10min，使趾甲及厚茧软化，如图3-24所示。不方便泡脚的卧床老年人，可用温湿毛巾包裹足部20～30min，也可达到泡脚效果。

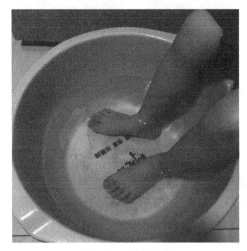

图3-24　温水泡脚

（3）泡脚前需先检视双足是否有伤口。若有伤口，则不直接将双足泡于温水内，可先以N/S纱布覆盖伤口，再以温湿毛巾包裹足部20～30min，达到泡脚效果。

（4）用柔软的小毛巾或纱布在水中轻柔擦洗双足。

（5）以手部按摩揉搓老年人足部（包括足背、足底及足趾），去除角质化之皮屑。对于皮肤过度角质化而产生的死皮，可用手轻柔去除，勿用力撕下，以免皮肤受损；可将死皮与皮肤分离的部分先剪下，未分离部分则先涂抹凡士林保留，下次泡脚时再尝试去除。如图3-25、图3-26所示。

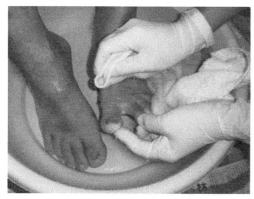 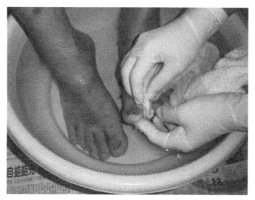

图3-25 按摩揉搓足部　　　　　　　　　图3-26 去除角质层

（6）非糖尿病老年人若足底角质层过厚，无法以手去除时，可用浮石于水中将角质层磨平，但注意浮石只可磨足底，不可磨足背；也可使用电动磨脚器，根据老年人角质情况选用粗磨或细磨挡，从前脚轻移至脚跟来回打磨，如图3-27所示。

（7）用柔软毛巾擦干双脚及趾缝，检查足部是否有伤口，如图3-28所示。

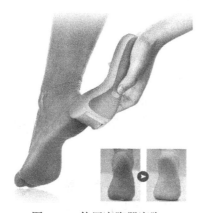 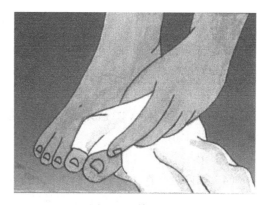

图3-27 使用磨脚器磨脚　　　　　　　　图3-28 擦干双脚

（8）用指甲刀将老年人趾甲剪短，并用锉刀磨平，如图3-29所示。趾甲应平剪，且不可短于脚趾头末端。修剪指甲时应避免老年人受伤。

（9）在老年人足部涂抹乳液或凡士林（图3-30），亦可用ADE软膏代替（需依医嘱）。

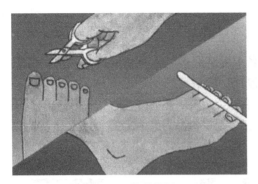

图3-29　修剪指甲

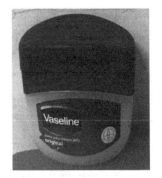

图3-30　凡士林

（10）为使凡士林或ADE软膏能够均匀涂抹于皮肤表面，可将软膏置于干纱布内（若皮肤非常干燥，可以用N/S纱代替干纱）由远端向近端按环形涂抹，同时按摩足部。

（11）若趾缝中有伤口或脚趾紧密结合在一起，可用纱布隔开趾缝保持干燥。如图3-31所示。

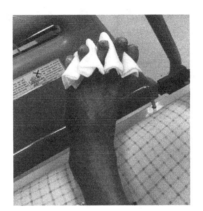

图3-31　使用纱布隔开趾缝

5. 足部运动

以笔直的姿势坐在椅子上（不可靠在椅背），做如下动作：

（1）第一个动作（10遍）：脚跟抵住地板，尽量弯曲脚趾再伸直。

（2）第二个动作（10遍）：脚跟抵住地板，尽可能将脚的前部往上抬；脚趾抵住地板，脚跟往上抬。

（3）第三个动作（10遍）：脚跟抵住地板，抬起脚，往上翻，然后恢复原位。

（4）第四个动作（10遍）：脚趾压在地板上，抬起脚跟，往外翻，然后恢复原位。

（5）第五个动作（10遍）：抬起膝盖，将腿往前伸直，脚趾必须朝前。

（6）第六个动作（10遍）：①一只腿伸直并将脚跟抵在地板上；②将伸直的腿抬起；③弯曲脚，脚趾必须面向老年人自己；④恢复到原来的位置。

（7）第七个动作（10遍）：与第六个动作相同，但是是两只腿做相同的动作。

（8）第八个动作（10遍）：抬起并伸直双腿，先弯曲再伸直双脚（脚踝运动）。

（9）第九个动作（10遍）：抬起伸直的腿，用脚画圆圈（脚踝运动）、数字。

（10）第十个动作（10遍）：①将一张报纸放在地板上，用双脚将报纸揉成一个纸团；②将报纸恢复原状；③然后用双脚脚趾把报纸撕成碎片。

6. 勃氏运动

勃氏运动可改善下肢血液循环及肌肉强度，其步骤如下：

（1）取平躺姿势，两腿上举30°～60°，放置于棉被上2min；

（2）坐在床沿，两脚自然下垂，摆动3min；

（3）平卧休息5min，盖被保温。

3.2　口腔照护训练

3.2.1　老年人口腔评估

1. 危险因子评估

评估老年人的年龄、营养状态、化学治疗种类及剂量，是否抽烟、喝酒；是否有蛀牙、牙龈发炎。口腔黏膜炎分为0～Ⅳ级：

0级：口腔黏膜无异常；

Ⅰ级：口腔黏膜有1～2个不超过1.0cm的溃疡；

Ⅱ级：口腔黏膜有1个超过1.0cm的溃疡和数个小溃疡；

Ⅲ级：口腔黏膜有2个超过1.0cm的溃疡和数个小溃疡；

Ⅳ级：口腔黏膜有2个以上超过1.0cm的溃疡或融合溃疡。

2. 口腔护理评估项目

口腔护理评估项目包括吞咽、声音、嘴唇、舌头、黏膜、牙齿、唾液等。口腔评估方式见表3-1，评分标准见表3-2。

表3-1　口腔评估方式

分类	评估工具	测量方式
声音	听觉、沟通	与老年人对话，评估其音质变化，询问其是否有发音困难或疼痛情形
吞咽	观察、沟通	请老年人吞咽，询问是否有吞咽不适或疼痛情形
嘴唇	视觉、触觉、手套	观察及戴手套触摸和感觉唇部组织，包括外观及触感
舌头	视觉、触觉	观察及感觉舌头组织的外观，包括颜色、湿润度、舌苔多寡、有无乳头状突起及是否出现水泡或破裂情形
唾液	视觉、压舌板、棉棒	使用压舌板或棉棒轻触口腔、口颊两侧及舌面、舌底，以观察唾液黏稠度及多寡
黏膜	视觉、手电筒	以手电筒照射，观察两颊内组织的外观，包括颜色、湿润度、是否出现溃疡或出血情形
牙龈	棉棒、视觉	用棉棒轻压组织，观察外观形态及是否有肿胀或出血情形
牙齿或假牙	视觉	观察牙齿或假牙区域的外观，包括是否有碎屑及牙菌斑

表3-2　口腔评估评分标准

评分	1分	2分	3分
吞咽	正常	吞咽时有些疼痛	无法吞咽
声音	正常	较原声音粗而低（沙哑）	谈话困难或感到疼痛
嘴唇	平滑、粉红、潮湿	干燥、粗糙	溃疡或流血
舌头	粉红、潮湿，可见乳头状突起	有舌苔、薄膜覆盖，无乳头状突起，外观发亮并有（无）发红	有水泡或龟裂
唾液	多液状（水状）	厚的或呈丝状	无唾液
口腔黏膜	色泽粉红且湿润	局部发红或局部有白块状薄膜覆盖（无溃疡）	溃疡红肿、并有（无）伴随流血
牙齿	清洁，无牙垢碎屑	局部范围内有牙菌斑或碎屑	沿着牙龈或戴假牙区域有分布广泛的牙菌斑
牙龈	色泽粉红，橘子皮点状，坚实	水肿，并有（无）发红	自发性出血或加压易流血

3.牙菌斑测试操作步骤（一）

（1）先以平常方式刷牙；

（2）嘴唇擦上凡士林；

（3）滴牙菌斑显示液在小棉签上；

（4）使用沾有牙菌斑显示液的小棉签先涂抹在上下排外侧牙龈与牙齿的连接处；

（5）再涂抹上下排内侧牙龈与牙齿的交接处。

4.牙菌斑测试操作步骤（二）

（1）滴一滴牙菌斑显示液在舌头上，舌头按上面、下面、左面、右面的顺序在嘴巴内打转，让牙菌斑显示液可涵盖到每颗牙齿及牙龈。

（2）用舌头在嘴巴内分别舔每颗牙齿及牙龈30～60s，然后漱口10～20s。

（3）检查牙龈与牙齿的连接处，粉红色的着色处就是牙菌斑。牙菌斑着色处是平常刷牙常忽略的地方，刷牙时应注意。

5.口腔评估基本步骤

先检查上下唇，再检查上颚，最后检查及触摸左右颊、黏膜、牙龈。

3.2.2　意识清醒、可自理、有牙齿的老年人口腔照护方法

1.目的

（1）有效清除牙菌斑。

（2）减轻老年人口腔异味。

（3）促进老年人舒适，改善其味觉及食欲。

（4）减少牙周病的发生。

2.口腔清洁事项

（1）进食后15min及睡前进行口腔清洁。

（2）进食后15min，乳酸杆菌会在牙齿缝间分解淀粉，产生乳酸。过量乳酸可溶解牙齿的珐琅质，从而形成龋齿。

（3）睡觉时口水分泌减少，吞咽动作少，因此口腔内的自净作用降到最低。睡前把口腔清洁干净，可减少牙菌斑滋生而减少蛀牙。

（4）有假牙者应移除假牙，将其泡在清水中。

3. 口腔清洁时评估口腔状况

（1）协助老年人在床上坐起。胸前围上毛巾，集水纸碗置于下巴处。

（2）戴上手套，使用手电筒察看并评估老年人的口腔黏膜状况。检视口腔内黏膜是否湿润粉红及健康，是否有水泡、溃疡、脓疡、硬结、白斑、红斑、扁平苔癣、鹅口疮、齿龈炎、血管静脉曲张、牙龈炎、黏膜炎。

（3）观察老年人的嘴唇，注意其是否正常、湿润或干燥，以及是否有溃疡、疱疹、裂痕或流血现象。

（4）检视老年人的牙齿，注意其是否有龋齿、残根、松脱的牙齿，齿缝间是否有食物碎屑或牙菌斑堆积。

（5）检视舌头是否有白色舌苔、黄舌苔、水泡，是否出现舌肥大、水肿、溃疡、流血、龟裂现象。

（6）注意唾液分泌浓度、颜色、量及口臭情形。

4. 口腔清洁刷牙法

（1）软毛牙刷面沾含氟牙膏帮助清洁口腔。

（2）刷毛与牙面呈45°～60°，在每两个牙面（舌面、颊面、咬合面）之间做15～20次短距离来回横刷（注意：是刷非刮，需靠刷毛之震动）。

（3）刷上颚牙齿时，刷毛朝上；刷下颚牙齿时，刷毛朝下。

（4）清洁顺序为：右上颊侧→上排前牙→左上颊侧→左上咬合面→左上舌侧→上排前牙舌侧→右上舌侧→右上咬合面（下排牙齿顺序如上）。

（5）牙齿清洁后，再用牙刷轻刷舌背，可消除因硫化物细菌造成的口臭。轻刷舌背前1/2端，以防呕吐反射。

5. 牙齿缺损清洁法

（1）若缺牙面有残根时，须用软毛乳牙牙刷做15～20次短距离来回横刷，刷毛与牙面呈45°～60°。

（2）无残根时须以海绵洁牙棒清洁及按摩齿槽，避免齿槽萎缩或产生龋齿及牙周病。

（3）清洁口腔前须先检查海绵洁牙棒之海绵块是否牢固。

6. 松脱牙齿清洁法

（1）先固定松脱牙齿，再以湿纱布条沾牙膏轻柔刷洗牙齿。

（2）用黑丝线固定松脱牙齿，再用纸胶将黑丝线末端粘贴固定在耳朵下缘颈部处，预防牙齿松脱误入气管内。

（3）若牙齿松脱严重，须告知医生，向家属说明情况后会诊牙科医生。

3.2.3 意识不清、不可自理、有牙齿的老年人口腔护理方法

1. 核对

两人核对老年人的床号、姓名、住院号（图3-32），并向其解释操作目的和方法。

2. 口腔状况评估（图3-33）

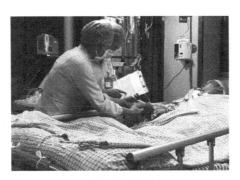 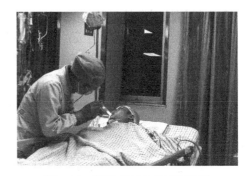

图3-32 核对　　　　　　　　图3-33 评估老年人的口腔状况

（1）嘴唇：是否湿润，有无干燥、裂痕、溃疡、疱疹或出血等现象。

（2）牙齿：牙齿数量，有无龋齿、残根、松脱的牙齿，齿缝间有无食物碎屑或牙菌斑堆积。

（3）黏膜：是否湿润粉红，有无水泡、溃疡、脓疡、硬结、白斑、红斑、鹅口疮、血管静脉曲张、牙龈炎、黏膜炎。

（4）舌头：有无白舌苔、黄舌苔、水肿、水泡、溃疡、流血、龟裂及扁平苔癣，是否肥大。

（5）唾液：量、浓度、颜色及口臭情况。

3. 用物准备

清水、儿童软毛牙刷或乳牙牙刷、儿童牙膏、口杯、手电筒、纸巾、30mL注射器、纱布、吸痰管、压舌板或开口器、石蜡油、护理垫、手套、吸痰装置一套。如图3-34所示。

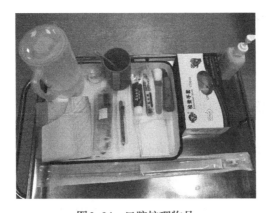

图3-34 口腔护理物品

4. 实施

口腔护理步骤如图3-35所示。

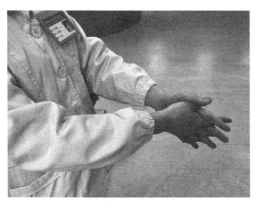

（a）洗手，戴口罩

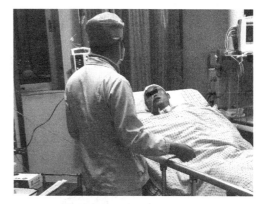

（b）根据病情抬高床头30°～45°

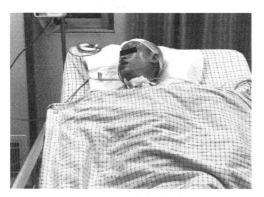

（c）协助老年人将头偏向照护者

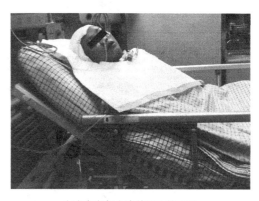

（d）在老年人胸前围上护理垫

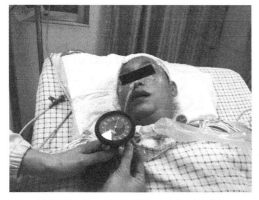

（e）气切或气管插管老年人需检查气囊压力，保
　　持压力约2940Pa

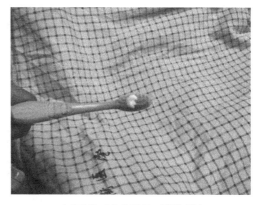

（f）取黄豆大小牙膏，浸湿牙刷

图3-35　口腔护理

刷牙过程如下：

（1）刷毛与牙面呈45°～60°，涵盖一点牙龈，在每两个牙面之间来回横刷，清洁到牙齿每一个表面（舌面、颊面及咬合面）即可。

（2）刷上颚牙齿，刷毛朝上；刷下颚牙齿，刷毛朝下。

（3）刷牙顺序：右上颊侧→上排前牙唇侧→左上颊侧→左上咬合面→左上舌侧→上排前牙舌侧→右上舌侧→右上咬合面（下排牙齿刷牙顺序如上），如图3-36所示。

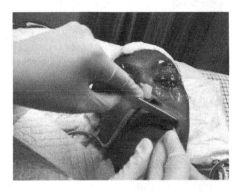
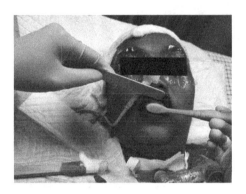
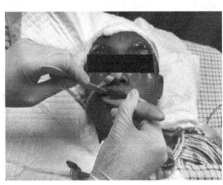
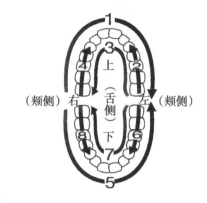

图3-36 刷牙顺序

（4）牙齿清洁后，用牙刷轻刷舌背20下，轻刷舌背前1/2端即可，以防呕吐反射，如图3-37所示。

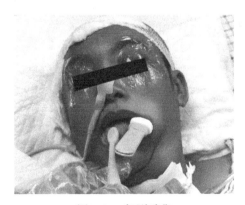

图3-37 轻刷舌背

（5）手指在牙龈上以按压和旋转相结合的方式按摩，重复10～20次，如图3-38所示。牙龈按摩顺序：右上颊侧→左上颊侧→右下颊侧→左下颊侧。

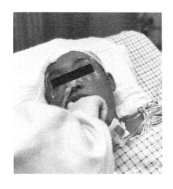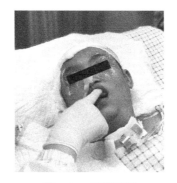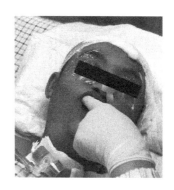

图3-38 按摩牙龈

（6）用30mL注射器抽取清水，沿老年人口腔颊侧缓慢推入，一边冲洗一边低压抽吸。勿推入过多漱口水于口腔内，以免造成呛入情形。须同时抽吸推入的漱口水及唾液，避免呛入情形。抽吸管放于口腔颊侧，勿放置过深碰触软颚或舌背处，以免刺激而引起呕吐反射。抽吸压力维持在5.3～8kPa。如图3-39所示。

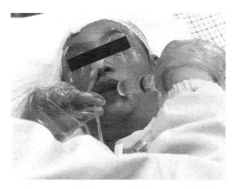

图3-39 冲洗

（7）用纸巾擦净口腔周围皮肤，并用石蜡油或唇膏涂抹口唇，如图3-40、图3-41所示。

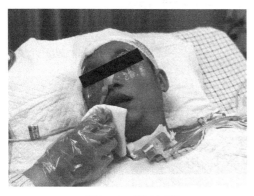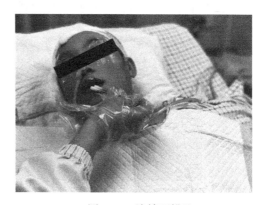

图3-40 擦净口周　　　　　　　图3-41 涂抹石蜡油

73

（8）帮助老年人取舒适卧位，整理用物，洗手并记录。如图3-42所示。

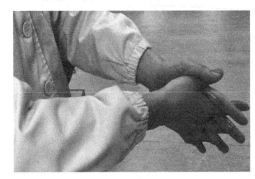

图3-42　洗手

3.2.4　张口呼吸及不自主咬唇护理法

针对张口呼吸及不自主咬唇患者，我们可以放置口腔防咬具，预防口腔内干燥及咬伤。

口腔防咬具可在老年人有不自主咬唇情形时，保护嘴唇及嘴角，预防自行咬伤。使用口腔防咬具护理步骤如下：

（1）取一块3cm×3cm纱布置于固定带上，如图3-43所示。

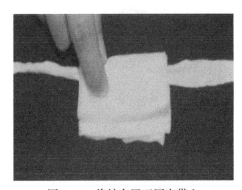

图3-43　将纱布置于固定带上

（2）用布胶粘贴固定带与纱布，两侧都需粘贴，如图3-44所示。

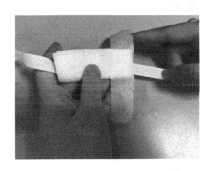 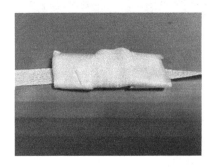

图3-44　粘贴胶布

（3）嘴唇擦护唇膏或凡士林。

（4）将纱布含于嘴上，如图3-45所示。

（5）将固定带绑于侧边，如图3-46所示。

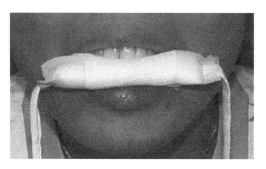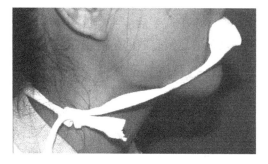

图3-45　佩戴防咬用具　　　　　　　　　　图3-46　绑好固定带

（6）将少许生理盐水滴于纱布上，以不滴水为原则，如图3-47所示。约每4h更换一次纱布。

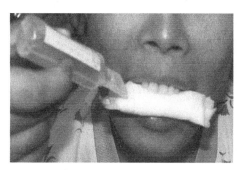

图3-47　湿润纱布

长期张口呼吸，易导致口腔黏膜干燥，口腔分泌物干化形成伪膜。

3.2.5　假牙照护方法

餐后及睡前将假牙取下，用海绵式口腔棉棒沾牙膏后洗净口腔。用软毛乳牙牙刷及冷水清洗假牙每一个角落，如图3-48所示。检查假牙是否干净、被染色、弯曲或断裂，并置回口腔。

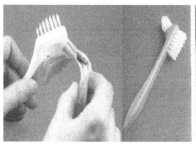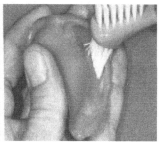

图3-48　清洁假牙

清洁假牙注意事项：

（1）刷牙动作勿过于用力，否则易使树脂假牙受到磨损。

（2）勿用牙膏，因牙膏含研磨剂，易使树脂假牙磨耗。

（3）勿用热水，会使树脂变质。

（4）取下假牙后应将其放于清水或清洁液内，因为暴露于空气中会使其树脂变性易脆（需每班更换容器内的清水）。

3.2.6 口臭的护理

1. 口臭的定义

口臭指不好的呼吸气味及口腔的臭味。

2. 口臭产生的原理

口腔臭味主要是因含硫蛋白质及肽类在碱性环境中被革兰氏阴性菌水解，从而释放出硫化氢、甲硫酸等产物，异味大都来自舌根（舌头后背方）。

3. 导致口臭的原因（一）

（1）口腔不清洁，食物渣滓在口腔内腐化；未彻底清洁假牙托，食物渣滓和污垢积聚在假牙托上。

（2）口腔疾病：①若牙齿蛀坏部分蔓延至牙髓，令牙髓坏死，便会发出臭味。②若患有牙周病，牙菌膜和牙石积聚，刺激牙周组织从而引起牙周病，带来口臭。③齿龈炎、念珠菌感染。④唾液分泌不足，导致唾液清洁口腔作用降低。

4. 导致口臭的原因（二）

（1）呼吸系统问题：患有鼻敏感、鼻窦炎等。

（2）肠胃问题：消化不良，肝、肾衰竭，肠胃道出血或阻塞。

（3）患有糖尿病。

（4）口腔内有肿瘤：口腔癌、鼻咽癌。

5. 口臭日常护理

口臭患者需注意口腔清洁，每天至少刷牙三次。进食后需要漱口，同时可用牙线清洁牙齿邻面，有舌苔者可进行刮除。睡前不要进食。每3个月注意更换牙具，尽量选择软毛牙刷，使用含氟化物牙膏刷牙，避免损害牙龈。使用假牙的患者应保持活动假牙（假牙托）的卫生，每晚睡前把假牙托摘除下来清洗干净后浸于清水中。

口臭患者要注意改变不良习惯，避免大量吸烟、饮酒，日常注意补充水分，尽量用鼻呼吸。根据不同的口腔问题，选择正确的漱口液。牙周病或齿龈炎患者可用含洗必泰（chlorhexidine）漱口水漱口，念珠菌感染患者可用抗霉菌的制霉菌素（nystatin）溶液漱口。日常口腔除臭，我们可以使用绿茶水（含三氯生及茶多酚，可去味杀菌）、精油（茶树、柠檬、薄荷）及口腔芳香剂等去除异味。

因口腔肿瘤引起的恶臭，可使用局部麻醉剂如利多卡因（xylocaine）涂抹或喷射口腔，或使用吗啡（morphine）针剂止痛后予以口腔清洁。先将口腔膏涂抹在口腔破损黏膜处（可达到清洗口腔分泌物，促进肉芽组织生长、上皮愈合，激发毛细血管形成，减少或避免瘢痕形成的效果），接着去除口腔内痂皮，再用电动冲牙器、纱布、针筒清洁口腔内碎屑。可使用生理盐水喷雾喷射口腔，软化痂皮，达到清洁的作用。

6. 口臭预防措施

（1）定期约见牙科医生检查口腔：每6～12个月进行一次口腔检查。

（2）避免进食刺激性食物，进食后注意漱口，可咀嚼无糖口香糖。

（3）保持良好的口腔卫生，早晚刷牙，避免睡前进食，定期洗牙。

（4）及早治疗口腔及全身疾病，发现疾病需及时进行彻底治疗，避免疾病恶化导致口臭。

3.2.7　舌苔的护理

1. 舌苔清洁方法

（1）新鲜菠萝含有蛋白质分解酶Ananase，Ananase可产生刺激感，可先将菠萝切片冰冻后再粘糖粉，减少刺激性，放在舌面上含服10min后，再用清水漱口。

（2）在不引发呕吐的情况下，可使用牙膏、牙刷清舌苔。

（3）将发泡性维生素C放于舌上溶化。

（4）可取苏打水或可口可乐20mL，用于舌面清洁、溶解痰痂。苏打水配置方法：将5g小苏打加入500mL纯净水中，待其溶解，摇匀即可。

2. 舌苔清洁步骤

用包有纱布的压舌板沾稀释过的食用苏打水软化舌苔，再用海绵洁牙棒或软毛牙刷轻刷舌背前1/2端，以防呕吐反射，最后用清水将苏打水洗净。勿用经过稀释的双氧水清洁舌苔，避免刺激黏膜。

若老年人的舌苔有霉菌感染时，依医嘱给予Mycostatin漱口水。一次2～5mL，每日三次，含漱5min后即可吞下。

若老年人有假牙时，先将假牙取下用冷水和牙刷清洁干净，再浸泡在Mycostatin漱口水中5min以上。

3.2.8　牙齿松动的处理方法

（1）若牙齿变得松动，无需担心，无需把它拔除，让牙齿自然脱落即可。即使牙齿松动，仍需注意口腔卫生。

（2）若因牙周病而令牙齿松动，需找牙科医生治疗，以免病情恶化。

（3）如牙齿因受碰撞而变得松动，需找牙科医生检查口腔情况。

3.2.9　去敏感疗法

有口部触觉敏感性障碍的老年人，会存在口腔感觉、前庭感觉、触觉等感觉输入调节、情绪反应方面的差异，及不同程度的触觉和味觉异常行为，表现为多种饮食行为异常，如挑食、极端偏食、拒绝尝试不同种类的食物等，其原因可能是嗅觉和味觉异常，存在不同程度的口部触觉高敏感性，因而限制其摄入食物的种类、温度、气味和口味，导致营养素缺乏。因此我们要先确认老年人是否对某种特定的事或物特别敏感或拒绝，包括心理性或生理性问题。若发生以上情形，优先解决。

训练的顺序：先从离口唇部最远的地方开始，慢慢往中央靠近。用较弱的刺激，持续长时间地压迫和刺激部位。用手掌心完全接触并持续地压迫肌肉处，中途不要离开。

先进行手部、肩颈、面部按摩，使老年人放松肌肉；接着按摩口内后牙左右两边颊侧；最后按摩前面门牙唇侧。具体操作如下：

先轻触摸、握住手指10s，按摩手掌、手背10s；然后双手沿着手腕往上按摩至手臂，轻触摸、握住每个接触点10s；再按摩肩膀10s、下颚10s（不要按摩颈部及脖子内侧）、脸颊10s、口腔内10s；之后重复，按摩脸颊10s、下颚10s、肩膀10s，从手臂往下按摩至手腕10s，按摩手背10s、手指10s。

去敏感疗法在进食时间以外都可进行。

3.3　相关知识链接

3.3.1　活动义齿的清洁

多种清洁方法的结合、多种清洁成分的互配是目前义齿清洁的新趋势。目前国际最新的观点显示，菌斑生物膜重建时间很短，因此在活动义齿清洁中去除菌斑及其生物膜的行为是毫无意义的。今后的义齿清洁方法应朝着有效控制而非去除义齿菌斑的方向发展，以促进菌斑益生菌的生长、抑制菌斑等有害菌的滋生。除了义齿清洁方法的不断更新与改良，越来越多的证据表明：老年人对义齿清洁知识了解的程度也决定着其最终的清洁效果。

佩戴活动义齿期间，必须做好义齿护理与口腔护理，才能保证义齿可正常使用，以及可正常在口腔中摘戴，保证日常生活正常。但是有研究指出，我国老年人的整体口腔卫生习惯不佳，这与老年人口腔卫生意识淡薄、自理能力下降、口腔保健依从性不高等因素相关。许多老年人在牙齿缺失后，选择可摘戴义齿维持正常生活，但若不做好口腔护理与义齿护理，义齿中沉积的细菌会进入老年人口腔中生长繁殖，进而引起口腔黏膜炎症，影响老年人的生活质量。而开展针对性口腔护理，无疑对提高老年人的口腔卫生状态、改善老年人的生活质量有着积极意义。老年人佩戴活动义齿，应进行针对性口腔护理，掌握戴用活动义齿和口腔护理的方法及技术，如此可改善口腔卫生状态与生活质量。

3.3.2　严重压力性损伤老年人安全洗澡的方法

为压力性损伤老年人洗澡不只是注重皮肤的清洁、患者的舒适感受，而是更深层地为老年人伤口的愈合创造环境，根据老年人器官功能帮助其康复，为老年人能够进入社会打下基础。以前，在擦浴前都要求病人把伤口包扎好，以防进水及细菌进入。而现在提倡对于重度压力性损伤伤口及周围皮肤，用大量清水进行冲洗，改变细菌繁殖的环境，使细菌无法繁殖，以减少伤口感染。使用大量清水冲洗伤口可以减少耐药菌群，减少机体及伤口对毒素的吸收，有利于伤口的恢复，所以对于压力性损伤老年人来说，保持清洁、避免感染最有效的方法是洗澡。况且不清洁本身就是压力性损伤易发的因素。

3.3.3 贝克口腔评分（Beck口腔评分）在重症气管插管老年人综合口腔护理中的应用

Beck口腔评估工具由Beck针对肿瘤患者口腔护理开发设计，Ames等学者对其进行修订形成ICU重症患者改良Beck口腔评分，最终改进为5个项目评价指标：口唇、舌头、牙齿、口腔黏膜和牙龈、唾液，总分5~20分，分值越高，表示患者的口腔功能状况越差。表3-3为经口气管插管患者口腔护理实施记录表。

表3-3　经口气管插管患者口腔护理实施记录表

1. 患者相关信息	姓名：		床号：		住院号：		年龄：
	性别：　　男□			女□			
	诊断：						
	意识：清醒□ 昏迷□ 镇静□				入院ICU第几天：		
2. 管道信息	插管日期：						
	经口气管插管第几天：						
	气囊压力：						
	口腔护理前气管插管深度：						
	口腔护理后气管插管深度：						
3. 每次开始实施口腔护理的时间							
4. 每次口腔护理操作结束后的时间							
5. 口腔护理操作前的Beck口腔评分							
6. 每天口腔护理频次							

改良Beck口腔评分标准

项目	1分	2分	3分	4分
口唇	湿润、红润、平滑、完整	轻度干燥发红	肿胀、干燥，有独立水泡	溃烂水肿，有分泌物
舌头	湿润、红润、平滑、完整	干燥，舌面乳突突起，黏膜改变	干燥或水肿，舌尖及舌乳突有破溃	舌苔厚重干燥，溃疡破裂出血
牙齿	干净无渣、无菌斑	被少量牙垢、牙菌斑、碎屑覆盖	被中量牙垢、牙菌斑、碎屑覆盖	被大量牙垢、牙菌斑、碎屑覆盖

续上表

口腔黏膜和牙龈	红润、平滑、完整	干燥、苍白、孤立性病变及白斑	红肿，干燥或水肿，存在溃疡发炎	非常干燥，或水肿发红且破溃
唾液	稀薄、丰富	水状量增加	少量呈黏液状	黏稠，呈丝状
口腔护理频次：依据Beck分值				

5分：1次/12h；　6～10分：1次/8h；　11～15分：1次/6h；　16～20分：1次/4h

应用改良 Beck 口腔评分指导重症气管插管老年人的口腔护理，可提高口腔护理效果，改善老年人口腔卫生状况，降低呼吸机相关性肺炎（VAP）发生率，值得临床推广。

3.3.4　鞋子及袜子的选择

1. 鞋的功能

（1）保护足部（穿鞋能够保护足部不受寒冷、摩擦，避免足部沾染污垢、触碰坚硬物体）。

（2）促进脚的发育。

（3）支持重量。

（4）矫正脚变形。

（5）转移压力。

（6）美观。

2. 选鞋的要点

（1）鞋弓弯曲度须符合脚弓。

（2）鞋尖处须有空隙，以便脚趾能轻易弯曲。

（3）鞋跟的弧度须适合脚踝。

（4）鞋的跟部曲线与脚跟曲线必须一致。

（5）脚背没有勒紧感。

（6）鞋的宽度须足够。

（7）穿上袜子再试鞋子是否合脚；两脚都须试穿，并走一走。

（8）运动鞋应选鞋面深、绑鞋带或松紧带款式。

3. 鞋子选择的条件

（1）鞋底平均分担压力：硬鞋底、矮鞋跟、合适的鞋垫。

（2）鞋面保护脚背部，天然皮鞋面较适合。

（3）足够的空间。

4. 新鞋的选择

（1）黄昏或晚上购买新鞋。人的脚在一天时间内会有微小变化，特别是气温高或潮湿的天气，长时间行走、运动后，变化更大。所以买鞋的最佳时间是黄昏或晚上，脚在一天中的这个时间段内是最大的。

（2）鞋子的尺寸应适中，鞋头与最长的脚趾之间至少有1～1.5个脚趾头的宽度。

（3）试穿时间不宜过久，采用渐进式。

（4）外出旅游不可穿新鞋。

5.穿鞋的注意事项

（1）仔细检查鞋底是否有钉子凸出。

（2）检查鞋内有无异物。

（3）检查脚垫有无异位。

（4）检查袜子穿着是否正确。

（5）一天至少准备两双鞋子替代。

6.袜子的选择

（1）选穿吸汗的白色棉袜。

（2）勿穿吊带袜。

（3）袜子应无突出的缝线、破洞，以免足部受压。

（4）每天更换袜子。

3.4　相关标准操作流程

3.4.1　可自理老年人口腔护理

1.目的

（1）有效清除牙菌斑。

（2）减轻老年人口腔异味。

（3）促进老年人舒适，改善老年人的味觉及食欲。

（4）降低口腔细菌的滋生。

（5）减少牙周病的发生。

2.流程

（1）必需品：清水、儿童软毛牙刷或乳牙牙刷、手电筒、毛巾、含氟牙膏、海绵洁牙棒。

（2）操作流程（表3-3）：

表3-3　可自理老年人口腔护理操作流程

序号	操作要求	要点与说明
1	洗手	
2	备妥用物至病人床单位	
3	确认老年人，并向其解释目的及步骤	
4	协助老年人坐起	
5	协助老年人用清水漱口，并吐至弯盆	有假牙者，需取下假牙泡在冷水中

序号	操作要求	要点与说明
6	将牙膏均匀挤在牙刷面上,交给老年人刷牙	
7	观察老年人刷牙的方式,并指导其正确刷牙方法	(1)刷毛与牙面呈45°~60°,涵盖一点牙龈,在每两颗牙面间来回横刷10~15次。 (2)刷上颚牙齿,刷毛朝上;刷下颚牙齿,刷毛朝下。 (3)刷牙顺序:右上颊侧→上排前牙唇侧→左颊侧→左上咬合面→左上舌侧→上排前牙舌侧→右上舌侧→右上咬合面(下排牙齿刷牙顺序如上)。 (4)牙齿清洁后,再用牙刷轻轻刷舌背约20次,可消除硫化物细菌造成的口臭
8	手指在牙龈上以按压和旋转相结合的方式按摩,重复10~20次	(1)按摩齿槽牙龈,避免齿槽萎缩。 (2)牙龈按摩顺序:右上颊侧→左上颊侧→右下颊侧→左下颊侧
9	协助老年人用清水漱口,并吐至弯盆	
10	缺牙部位以海绵洁牙棒或纱布块清洁	
11	残牙须用海绵洁牙棒或乳牙牙刷清洁	避免产生龋齿及引起牙周病
12	用毛巾擦净口腔周围皮肤	
13	使用手电筒评估老年人口腔黏膜的状况	(1)嘴唇:是否湿润,有无干燥、溃疡、疱疹、裂痕或流血现象。 (2)牙齿:齿缝间有无食物碎屑或牙菌斑堆积,以及有无龋齿、残根、松脱的牙齿。 (3)黏膜:是否湿润、呈粉红色,有无牙龈炎、黏膜炎、硬结、白斑、红斑、鹅口疮、水泡、溃疡、脓疡、血管静脉曲张。
		(4)舌头:有无白舌苔、黄舌苔、水肿、水泡、溃疡、流血、龟裂及扁平苔癣,舌是否肥大。 (5)唾液:量、浓度、颜色及口臭情形
14	整理用物及床单位	
15	洗手	
16	记录	记录口腔状况、提供照护的方式及成效

3. 质控要点

（1）可自行口腔护理老年人：进食后15min及睡前进行口腔护理。

（2）睡觉时，口水分泌及吞咽动作减少，口腔自净作用降低，故睡前刷牙可减少细菌数量，减少蛀牙及牙龈发炎。

4. 质检表（表3-4）

表3-4　可自理老年人口腔护理操作评分标准

项目	内容	分值
自身准备	衣着整齐：洗手，戴口罩	5
用物准备	治疗盘、治疗碗、弯盘2个、压舌板、手电筒、棉球若干、弯止血钳、镊子、吸水管、液体石蜡、漱口液、治疗巾（面巾纸）、外用药（按需要准备）、纱块2块、棉签、开口器（必要时），缺一扣0.5分	8
操作前准备	核对、解释，根据病情准备用物，清点棉球	4
操作过程	将用物携至床边，再次核对床号、姓名	4
	协助老年人取合适卧位，面向照护者	4
	将治疗巾铺于颌下，弯盘放于颌旁的治疗巾上，弯盘小弯侧靠近老年人的颊部	4
	湿润口唇，评估口腔情况，漱口	7
	用弯止血钳和镊子绞干棉球，手法正确，棉球湿度适宜	10
	嘱老年人张口，用压舌板轻轻撑开一侧颊部，再用弯止血钳夹含有漱口液的棉球依次清洗牙齿各面，以弧形擦洗颊部；同样方法擦洗对侧，勿遗漏	22
	擦洗硬腭部、舌面，最后再擦洗口唇	6
	帮助老年人漱口，拭去口角处水渍；清点棉球	6
	口腔黏膜如有溃疡，酌情涂药于溃疡处，口唇干裂者涂以液体石蜡	4
	协助老年人取舒适卧位，整理床单位，清理用物	3
	洗手，记录时间，评估老年人情况及执行效果等	4
综合评价	操作要求：动作省力、熟练、轻稳、正确	4
	其他要求：操作全过程对老年人的观察和交流	6
总得分		100

3.4.2 无法自理老年人口腔护理

1. 目的

（1）保持口腔清洁、湿润，预防口腔感染等并发症。

（2）有效清除牙菌斑、牙垢，减轻老年人口腔异味，增进食欲，保持舒适。

（3）观察口腔黏膜和舌苔的变化、特殊口腔气味，提供病情的动态信息。

2. 流程

（1）必需品：清水、儿童软毛牙刷或乳牙牙刷、儿童牙膏、口杯、手电筒、纸巾、海绵洁牙棒、30mL注射器、纱布、吸痰管、压舌板或开口器、石蜡油、护理垫、吸痰装置一套。

（2）操作流程（表3-5）：

表3-5　无法自理老年人口腔护理操作流程

序号	操作要求	要点与说明
1	洗手，戴口罩	
2	确认老年人并解释：至老年人床旁，核对床号、姓名；对于无法正常沟通的老年人，双人核对腕带信息，解释操作目的和方法	
3	评估： （1）评估老年人的病情、意识状态、生命体征、配合度和镇静镇痛、约束情况； （2）向老年人或家属解释操作目的，取得他们的配合； （3）使用手电筒评估老年人的口腔黏膜状况	（1）嘴唇：是否湿润，有无干燥、溃疡、疱疹、裂痕或流血现象。 （2）牙齿：是否有松脱、龋齿、残根残冠，牙缝中有无牙菌斑、软垢和食物残渣碎屑堆积。 （3）黏膜：是否呈湿润粉红色；有无黏膜破损，如脓疡、水泡、溃疡；是否有感染，如白斑、红斑、鹅口疮、牙龈炎、黏膜炎；是否出现血管静脉曲张症状。 （4）舌头：黏膜有无出现溃疡水泡、流血、龟裂及扁平苔癣，舌苔是否厚黄、发白，舌头是否肥大水肿。 （5）唾液：量、浓度、颜色及口臭情形。 （6）牙关紧闭者，先执行"去敏感法"，在两侧颊黏膜及上下唇部处轻轻按摩，让肌肉松缓。再在压舌板前端裹4cm×4cm纱布或在开口器前端包覆纱布，然后拨开上下排牙齿，以防伤害老年人的口腔软组织
4	准备好用物推至老年人床边	（1）回处置室，洗手 （2）准备并检查用物，检查各种物品是否在有效期内，外包装是否完好，是否有潮湿、破损
5	摇高床头30°～45°	无禁忌症的老年人，常规抬高床头30°～45°
6	协助老年人头部侧向照护者	
7	于老年人胸前围上护理垫	

序号	操作要求	要点与说明
8	有牙齿的老年人，使用儿童软毛牙刷或乳牙牙刷，采用贝氏刷牙法刷牙	（1）刷毛与牙面呈45°～60°，涵盖一点牙龈，在每两颗牙面之间来回横刷，保证清洁到牙齿每一个表面（舌面、颊面及咬合面）即可。 （2）刷上颚牙齿，刷毛朝上；刷下颚牙齿，刷毛朝下。 （3）刷牙顺序：右上颊侧→上排前牙唇侧→左上颊侧→左上咬合面→左上舌侧→上排前牙舌侧→右上舌侧→右上咬合面（下排牙齿刷牙顺序如上）(图3-38)
9	牙齿清洁后，用牙刷轻刷舌背20下	（1）可消除硫化物细菌造成的口臭。 （2）轻刷舌背前1/2端即可，以防呕吐反射。 （3）口腔异味重者，先用乳牙牙刷清洁口腔后，再以海绵洁牙棒沾漱口液擦拭口腔，一天2次
10	手指在牙龈上以按压和旋转相结合的方式按摩，重复10～20次	（1）按摩齿槽牙龈，避免齿槽萎缩。 （2）牙龈按摩顺序：右上颊侧→左上颊侧→右下颊侧→左下颊侧
11	缺牙部位用海绵洁牙棒或纱布块清洁	口腔照护前，须检视海绵洁牙棒是否牢固
12	残牙须用海绵洁牙棒或乳牙牙刷清洁	避免产生龋齿及引发牙周病
13	若有假牙需摘取下来，将其泡在冷水中	
14	用30mL注射器抽取清水，沿老年人口腔颊侧缓慢推入。一边冲洗，一边低压抽吸	（1）勿推入过多漱口水于口腔内，避免出现呛入情形。 （2）须同时抽吸推入之漱口水及唾液，避免出现呛入情形。 （3）抽吸管放于口腔颊侧，勿放置过深碰触到软颚或舌背处，以免刺激呕吐反射。 （4）抽吸压力维持5.3～8kPa
15	以纸巾擦净口腔周围皮肤	
16	整理：帮助老年人取舒适卧位，整理床单位；整理用物，分类处理垃圾；洗手，记录	记录口腔状况

3. 质控要点

（1）无法自行口腔护理老年人：早上9点、鼻饲后2h及睡前进行口腔护理。

（2）鼻饲后2h进行口腔护理可避免呕吐反射，造成肺吸入。

（3）睡眠时唾液的分泌量会大量减少，导致口腔自净能力降低。睡前如果没有彻底清洁口腔，细菌很容易大量繁殖，因此睡前刷牙可减少细菌数量，减少蛀牙及牙龈发炎的发生。

（4）有假牙者，需取下假牙。

4.质检表（表3-6）

表3-6 无法自理老年人口腔护理操作评分标准

项目	评分细则	分值	扣分标准	扣分
操作前准备	照护者准备：着装整齐，洗手，戴口罩	5	一项不合格扣2分	
	评估老年人：病情、意识、自理能力、心理反应及合作程度，湿润口唇、口角，检查口腔情况及有无义齿	5	未评估扣5分，少一项扣1分	
	老年人准备：了解操作目的、方法	2	未与老年人沟通扣2分，沟通不礼貌扣1分	
	物品准备：清水、儿童软毛牙刷或乳牙牙刷、儿童牙膏、手电筒、纸巾、海绵洁牙棒、30mL注射器、纱布、吸痰管、压舌板或开口器、石蜡油、护理垫、吸痰装置	6	用物少一项扣2分，补备一项扣1分，一项物品未检查或检查方法不正确扣1分	
	环境准备：床旁无多余用物，光线充足	2	一项不符合要求扣1分	
操作过程	核对床号、姓名、床头卡、腕带、称呼，解释操作目的和方法并取得合作，嘱老年人若有不适告诉照护者	6	未核对扣3分，未解释扣2分	
	老年人体位摆放正确，协助老年人头部侧向照护者，铺护理垫于颌下胸前	3	一项未做到扣1分	
	有牙齿的老年人，使用儿童软毛牙刷或乳牙牙刷，采用贝氏刷牙法刷牙	20	一处未刷到扣1分	
	牙齿清洁后，使用牙刷轻刷舌背20下	10	未做到扣10分	
	手指在牙龈上以按压和旋转相结合的方式按摩，重复10~20次	10	动作不规范扣2~5分	
	缺牙部位用海绵洁牙棒或纱布块清洁	3	未清洁扣3分	
	残牙须用海绵洁牙棒或乳牙牙刷清洁	3	未清洁扣3分	
	使用30mL注射器抽取清水，沿老年人口腔颊侧缓慢推入。一边冲洗，一边低压抽吸	10	冲洗过快或负压过大扣2~5分，冲洗不干净扣2~3分	
	用纸巾擦净口腔周围皮肤，撤掉护理垫	2	一项未做到扣1分	
	帮助老年人取舒适卧位，整理床单位；整理用物，分类处理垃圾；洗手，记录	3	一项未做到扣1分	
整体	动作熟练、轻、稳、准，老年人的口腔黏膜无损伤	5	操作不熟练扣2~5分，老年人的口腔黏膜损伤扣5分	
	理论应答切题、流畅	5	回答不完整扣1~2分	

5. 漱口水种类（表3-7）

表3-7　漱口水种类

溶液	作用	适用对象
0.9%生理盐水	1. 用于冲洗口腔，有助于脆弱的口腔黏膜形成颗粒性组织，并促进愈合，但无杀菌作用。 2. 口腔溃疡严重，可使用生理盐水冲洗2～4h	所有个案皆可用
绿茶甘草水（500mL绿茶加2片甘草片）	1. 绿茶及甘草片皆含有叶绿素和类黄酮等成分，两者均具有除臭效果。 2. 绿茶具促进唾液的分泌、减缓口腔干燥的功能	所有个案皆可用
2.5%碳酸氢钠溶液	1. 提高口腔pH值，使口腔pH值保持在正常范围，同时可有效抑制微生物的生长。 2. 消除口腔异味，消除舌苔厚腻	所有个案皆可用

3.4.3　无法自理口腔疾患老年人口腔护理

1. 目的

（1）保持口腔清洁、湿润，预防口腔感染等并发症。

（2）有效清除牙菌斑、牙垢，清除口腔异味，缓解老年人口腔干燥症状，改善口腔环境，增进食欲。

（3）观察口腔黏膜、舌苔以及口腔气味的情况，动态跟踪并记录。

2. 流程

（1）必需品：漱口水、儿童软毛牙刷或乳牙牙刷、儿童牙膏、手电筒、纸巾、海绵洁牙棒、20mL注射器、纱布、吸痰管、压舌板或开口器、石蜡油、护理垫、吸痰装置一套。

（2）操作流程（表3-8）：

表3-8　无法自理口腔疾患老年人口腔护理操作流程

序号	操作要求	要点与说明
1	洗手，戴口罩	
2	确认老年人并解释：至老年人床旁，核对床号、姓名；对于无法正常沟通的老年人，两人核对腕带信息，解释操作目的和方法	

序号	操作要求	要点与说明
3	评估： （1）评估老年人的病情、意识状态、生命体征、配合度，以及镇静镇痛、约束情况； （2）向老年人或家属解释操作目的，取得配合； （3）使用手电筒评估老年人的口腔黏膜状况	（1）嘴唇：是否湿润，有无干燥、溃疡、疱疹、裂痕或流血现象。 （2）牙齿：有无龋齿、残根及松脱的牙齿，牙缝隙之间是否残留堆积食物残渣、牙菌斑及残垢。 （3）黏膜：是否湿润、呈粉红色，有无水泡、溃疡、脓疡等黏膜损伤，是否出现硬结、感染，是否有白斑、红斑、鹅口疮、牙龈炎、黏膜炎、血管静脉曲张。 （4）舌头：舌头是否肿大，是否出现水泡、溃疡及流血，舌苔是否发白、发黄，有无扁平苔癣。 （5）唾液：量、浓度、颜色及口臭情形。 （6）针对牙关紧闭者，先采用去敏感法，在两侧颊黏膜及上下唇部处轻轻按摩，让肌肉放松。再用4cm×4cm纱布将压舌板前端包裹住或在开口器前端包覆纱布后拨开上下排牙齿，以防伤害老年人的口腔软组织
4	准备好用物推至老年人床边	（1）回处置室，洗手 （2）准备并检查用物，检查各种物品是否在有效期内，外包装是否完好，有无潮湿、破损
5	摇高床头30°～45°	无禁忌症的老年人，常规抬高床头30°～45°
6	协助老年人头侧向照护者	
7	于老年人胸前围上护理垫	
8	有牙齿的老年人，使用乳牙牙刷并采用贝氏刷牙法刷牙	（1）刷毛与牙面呈45°～60°，涵盖一点牙龈，在每两颗牙面之间来回横刷，保证清洁到牙齿每一个表面（舌面、颊面及咬合面）即可。 （2）刷上颚牙齿，刷毛朝上；刷下颚牙齿，刷毛朝下。 （3）刷牙顺序：右上颊侧→上排前牙唇侧→左上颊侧→左上咬合面→左上舌侧→上排前牙舌侧→右上舌侧→右上咬合面（下排牙齿刷牙顺序如上）
9	牙齿清洁后，使用牙刷轻刷舌背20下	（1）可消除硫化物细菌造成的口臭。 （2）轻刷舌背前1/2端即可，以防呕吐反射。 （3）若口腔异味大，先用乳牙牙刷清洁口腔，再用海绵洁牙棒沾漱口液擦拭口腔，早晚各一次
10	缺牙部位用海绵洁牙棒或纱布块清洁	口腔照护前，须检视海绵洁牙棒是否牢固
11	残牙须用海绵洁牙棒或乳牙牙刷清洁	避免产生龋齿及引发牙周病

序号	操作要求	要点与说明
12	若有假牙，需摘取出来，将其泡在冷水中	
13	用20mL注射器抽取漱口水，沿老年人口腔颊侧缓慢推入漱口水。一边冲洗，一边低压抽吸	（1）勿推入过多漱口水于口腔内，以免出现呛入情形。 （2）须同时抽吸推入之漱口液及唾液，避免出现呛入情形。 （3）抽吸管放于口腔颊侧低位处，勿触碰软颚或舌背，以免刺激引起呕吐反射。 （4）抽吸压力维持5.3～8kPa
14	用海绵洁牙棒沾抗菌漱口液擦拭口腔，每8h进行一次口腔护理	（1）30min内不需再用清水清洗。 （2）抗菌漱口液有效时间可持续8h
15	用纸巾擦净口腔周围皮肤	
16	帮助老年人取舒适卧位，整理床单位；整理用物，分类处理垃圾；洗手，记录	记录口腔状况

3. 质控要点

（1）正确选择漱口液。

（2）有口腔疾患时要注意伤口的处理。

4. 质检表（表3-9）

表3-9　无法自理口腔疾患老年人口腔护理操作评分标准

项目	评分细则	分值	扣分标准	扣分
操作前准备	照护者准备：着装整齐，洗手，戴口罩	5	一项不合格扣2分	
	评估老年人：病情、神志、合作能力、自理能力，湿润口唇、嘴角，检查口腔情况及有无假牙	5	未评估扣5分，少一项扣1分	
	老年人准备：了解操作目的、方法	2	未与老年人沟通扣2分，沟通不礼貌扣1分	
	物品准备：清水、儿童软毛牙刷或乳牙牙刷、儿童牙膏、手电筒、纸巾、海绵洁牙棒、30mL注射器、纱布、吸痰管、压舌板或开口器、石蜡油、护理垫、吸痰装置，根据老年人口腔疾患情况准备物品（黑丝线、纸胶、苏打水）	6	用物少一项扣2分，补备一项扣1分，一项物品未检查或检查方法不正确扣1分	
	环境准备：床旁无多余用物，光线充足	2	一项不符合要求扣1分	

项目	评分细则	分值	扣分标准	扣分
操作过程	核对床号、姓名、床头卡、腕带、称呼，通过解释操作目的和方法取得合作，嘱老年人若有不适告诉照护者	6	未核对扣3分，未解释扣2分	
	使老年人处于正确的体位，将头部侧向照护者，于颌下胸前铺护理垫	3	一项未做到扣1分	
	有牙齿的老年人，使用儿童软毛牙刷或乳牙牙刷，采用贝氏刷牙法刷牙	20	一处未刷到扣1分	
	牙齿清洁后，使用牙刷轻刷舌背20下	10	未做到扣10分	
	手指在牙龈上以按压和旋转相结合的方式按摩，重复10~20次	5	动作不规范扣2~3分	
	缺牙部位用海绵洁牙棒或纱布块清洁	3	未清洁扣3分	
	残牙须用海绵洁牙棒或乳牙牙刷清洁	3	未清洁扣3分	
	用30mL注射器抽取清水，沿老年人口腔颊侧缓慢推入。一边冲洗，一边低压抽吸	10	冲洗过快或负压过大扣2~5分，冲洗不干净扣2~3分	
	视老年人口腔疾患选择对应处理： （1）松脱牙齿清洁：用黑丝线固定松脱的牙齿，尾端须拉至口腔外边，将黑丝线用纸胶粘贴在颈部外侧，用纱布轻柔擦洗。 （2）血块与痰块清洁：嘴唇或口腔黏膜有血块与痰块粘着，可使用生理盐水纱布沾石蜡油含10min，软化血块与痰块，再清除。 （3）舌苔厚者，清舌苔法：轻刷舌背前1/2端，避免刺激呕吐反射；也可以用压舌板包纱布沾苏打水润湿软化后，再清除舌苔。 （4）口腔黏膜干燥：张口呼吸，以生理盐水纱布沾石蜡油后，卷成条状置于口腔舌面1/2处，每4h更换生理盐水纱布，以润湿口腔黏膜。 （5）嘴唇干燥：于执行口腔护理前先用石蜡油或护唇膏润唇，可预防嘴唇及嘴角拉扯裂伤	5	未视老年人口腔疾患选择对应处理扣5分	
	用纸巾擦净口腔周围皮肤，撤护理垫	2	一项未做到扣1分	
	帮助老年人取舒适卧位，整理床单位；整理用物，分类处理垃圾；洗手，记录	3	一项未做到扣1分	

续上表

项目	评分细则	分值	扣分标准	扣分
整体	动作熟练、轻、稳、准，老年人口腔黏膜无损伤	5	操作不熟练扣2～5分，老年人的口腔黏膜损伤扣5分	
	理论应答切题、流畅	5	回答不完整扣1～2分	

5. 口腔疾患护理用物和要求（表3-10、表3-11）

表3-10 口腔疾患护理用物

口腔疾患状况	护理用物
缺牙、残牙清洁	海绵洁牙棒、纱布、乳牙牙刷
松脱牙齿	黑丝线、纸胶
血迹与痰块沉积清洁	生理盐水、纱布、海绵洁牙棒、石蜡油
口腔黏膜干燥	生理盐水、纱布、海绵洁牙棒、石蜡油
嘴唇干燥	石蜡油或护唇膏
厚舌苔清洁	苏打水、生理盐水、纱布、海绵洁牙棒、石蜡油压舌板、乳牙牙刷

表3-11 口腔疾患护理要求

序号	护理要求	要点与说明
1	松脱牙齿清洁：用黑丝线固定松脱牙齿，再用纱布轻柔擦洗	（1）使用黑丝线固定牙齿后，尾端须拉至口腔外边，将黑丝线用纸胶粘贴在颈部外侧边。 （2）牙齿松脱严重需告知医生，会诊牙科医生协助拔除
2	血块与痰块清洁：嘴唇或口腔黏膜上有血痂或痰痂，可使用生理盐水纱布沾取石蜡油，将其含住10min，可达到软化血痂或痰痂的效果，再给予清除	（1）清洁时动作轻柔，避免造成黏膜损伤。 （2）勿用稀释双氧水溶液溶解分泌物、血块，否则易刺激口腔黏膜
3	舌苔厚者，清舌苔法：以压舌板包纱布沾苏打水润湿软化后，再清除舌苔	（1）轻刷舌背前1/2端，避免刺激呕吐反射。 （2）也可使用苏打水纱布软化舌苔。 （3）勿用经过稀释的双氧水溶液清洁舌苔，否则易使口腔黏膜受刺激
4	口腔黏膜干燥：张口呼吸会导致口腔黏膜干燥，可用生理盐水纱布沾取石蜡油后，卷成条状放于口腔舌面1/2处	每4h更换生理盐水纱布，以润湿口腔黏膜
5	嘴唇干燥：以石蜡油或护唇膏润唇	嘴唇干燥，在口腔护理前可用石蜡油或护唇膏润唇，预防嘴唇及嘴角拉扯裂伤

3.4.4 假牙护理

1. 目的

（1）减少口腔细菌滋生。

（2）减轻老年人口腔异味。

（3）促进老年人舒适，改善老年人的味觉及食欲。

2. 流程

（1）用物准备：清水、乳牙牙刷、水杯、假牙清洁锭。

（2）操作流程（表3-12）：

表3-12　假牙护理操作流程

序号	操作要求	要点与说明
1	洗手	
2	备妥用物至老年人床边	
3	核对，并向老年人解释操作目的及步骤	
4	协助老年人坐起	
5	于餐后15min及睡前取下假牙	（1）取下假牙，每天至少8h。 （2）勿24h配戴活动假牙，否则易造成假牙附近软组织发炎及真牙蛀牙
6	摘取假牙时请老年人张口，一手垫纱布，轻轻拉动假牙基托将假牙取下	（1）上牙轻轻向外下方拉动。 （2）下牙轻轻向外上方拉动。 （3）先摘取上方假牙，再摘取下方假牙。 （4）不可用力摘取，防止假牙卡环折断、变形以及老年人牙龈损伤。 （5）假牙摘不下时可轻推卡环
7	使用乳牙牙刷、冷水清洗假牙每个角落（白色假牙齿、红色假牙肉及金属架），将食物残屑冲洗干净	（1）刷假牙动作勿用力，否则易使树脂假牙磨损。 （2）勿用牙膏，研磨剂易使树脂假牙磨耗。 （3）勿用热水，否则会使树脂假牙变质
8	查看假牙是否干净、染色、弯曲或断裂	
9	将假牙泡于清水或清洁液内	（1）假牙暴露于空气中易使树脂变性易脆。 （2）水位须超过假牙。 （3）需每8h更换清水或清洁液
10	置一颗假牙清洁锭至水杯中	泡5min以上
11	取出假牙后置于水龙头下冲洗干净即可	

续上表

序号	操作要求	要点与说明
12	配戴假牙时请老年人张口，一手垫纱布取假牙，轻轻上推假牙基托将假牙戴上	（1）先戴上方假牙，再戴下方假牙。 （2）请老年人上下牙轻轻咬合数次，使假牙与牙组织完全吻合。 （3）咬合时不可用力，防止卡环变形或假牙折断
13	整理用物及老年人床单位	
14	洗手	
15	记录	记录口腔状况、提供护理的方法及护理效果

3.质控要点

（1）假牙清洗时间：进食后15min及睡前。

（2）假牙清洁锭使用时间：每天睡前。

4.质检表（表3-13）

表3-13　假牙护理操作评分标准

项目	内容	分值
自身准备	衣着整齐，洗手，戴口罩	5
用物准备	水壶、水杯各1个，乳牙牙刷1支，清水，纱布块，假牙清洁锭（缺一项扣1分）	6
操作前准备	核对解释，根据病情准备用物	5
操作过程	将用物携至床边，再次核对床号、姓名	3
	协助老年人取舒适体位，面向照护者	4
	于餐后15min及睡前取下假牙	2
	嘱老年人张口，一手垫纱布轻轻拉动假牙基托将假牙取下	4
	使用乳牙牙刷、冷水清洗假牙每一个角落，包括白色假牙齿、红色假牙肉及金属架，彻底将食物残屑冲洗干净	10
	查看假牙是否干净、染色、弯曲或断裂	4
	将假牙浸泡在冷水中，水位须超过假牙。须每8h更换清水	8
	配戴假牙时请老年人张口，先垫纱布取假牙，再轻轻上推假牙基托将假牙戴上。先戴上方假牙，再戴下方假牙。请老年人上下牙轻轻咬合数次，使假牙与牙组织完全吻合，咬合时不可用力，以防卡环变形或假牙折断	21
	询问老年人配戴假牙的舒适情况	3
	协助老年人取舒适体位，整理床单位，清理用物	6
	洗手，记录时间，评估老年人情况及执行效果等	6
综合评价	操作要求：动作轻柔、熟练、正确	7
	操作过程中对老年人的观察与交流	6
总得分		100

第4章 如厕及大小便控制训练

4.1 如厕训练

4.1.1 老年人如厕方法

1.评估

（1）老年人当前主要症状、既往史，包括有无胃肠道及便秘病史、心脏病史，是否需要使用缓泻剂。

（2）老年人配合程度。

（3）老年人心理状况。

2.告知

（1）操作目的及过程。

（2）注意事项。

3.准备

（1）操作者：洗手，戴口罩。

（2）环境：关好门窗。

（3）物品：卫生间有马桶、卫生纸。

4.实施

（1）使用轮椅或搀扶老人进入卫生间，如图4-1所示。

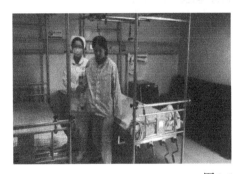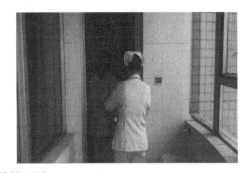

图4-1 搀扶入厕

（2）协助老年人转身面对护理员，让其双手扶住坐便器旁的扶手，老年人自己脱下裤子。

（3）老年人缓慢坐于马桶上，身体前倾，进行排便。

（4）便后由老年人自己擦净肛门或身体前倾由护理员协助用手纸擦净肛门。

（5）协助老年人站起穿裤子，冲水，洗手。

（6）协助老年人走出洗手间，上床并取舒适卧位。整理床单位及物品，开窗通风。如图4-2、图4-3所示。

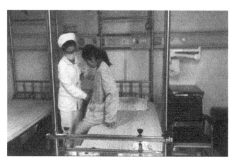

图4-2　协助上床

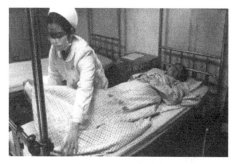

图4-3　整理床单位

5. 观察记录

（1）老年人的大便颜色、形状、量、气味。

（2）排便所需的时间。

（3）老年人的皮肤及肛周情况。

（4）老年人的反应，有无疼痛感等。

（5）异常情况处理及效果。

布里斯托大便分类法将大便分为七类，如图4-4所示。大便呈坚果状或麻花状，表示便秘。褶皱状和香蕉状是理想的便形，尤其香蕉状是最容易排便的形状；若大便软软的，或略有形，或呈液态，则代表可能腹泻（新生儿正常大便是略有形）。大便的形状和其待在大肠内的时间有关，因此可以用它来判断食物经过大肠所需的时间。

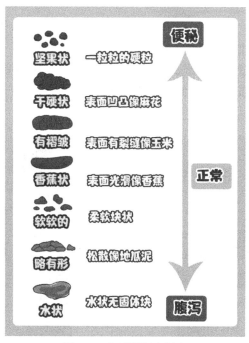

图4-4　布里斯托大便表

6.注意事项

（1）卫生间地面保持干燥、无水渍。

（2）老年人最好使用坐式马桶。

（3）马桶双侧均需要有扶手设施，如图4-5所示。

（4）动作要缓慢，注意保暖。

（5）根据老年人的需求，使用增高垫适当增加马桶的高度。

（6）老年人便后站立时要确定无头晕再走动。

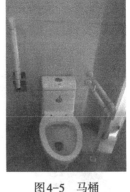

图4-5　马桶

4.1.2　老年人床边坐位如厕方法（坐便椅）

1.评估

（1）老年人当前主要症状、既往史，包括有无胃肠道及便秘病史、心脏病史，是否需要使用缓泻剂。

（2）老年人配合程度。

（3）老年人心理状况。

2.告知

（1）操作目的及过程。

（2）注意事项。

3.准备

（1）操作者：洗手，戴口罩。

（2）环境：设置屏风，关好门窗，调节室温为22～26℃。

（3）物品：坐便椅（图4-6）、纸巾。

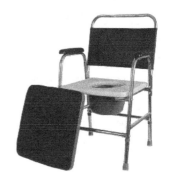

图4-6　坐便椅

4.实施

（1）先将坐便椅打开，如图4-7所示。

（2）协助老年人转身面对护理员，先让其双手扶住坐便器旁的扶手，站稳。护理员一手搂抱老年人腋下（或腰部），另一手协助老年人（或老年人自己）脱下裤子。图4-8为操作示意。

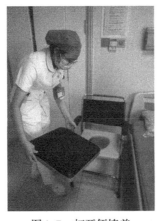

图4-7　打开便椅盖

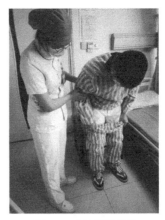

图4-8　协助脱裤子

（3）双手环抱老年人腋下，协助老年人缓慢坐于坐便器上，双手扶稳扶手进行排便。图4-9、图4-10为操作示意。

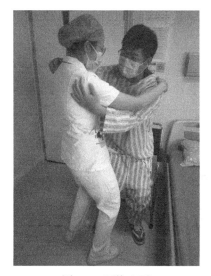

图4-9　环抱坐下

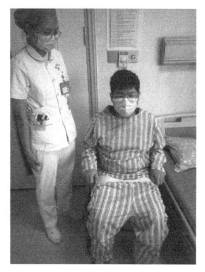

图4-10　扶稳扶手

（4）老年人便后可自己擦净肛门或身体前倾扶住护理员，再由护理员协助其擦净肛门，然后扶紧老年人站起让其自己穿裤子。图4-11、图4-12为操作示意。

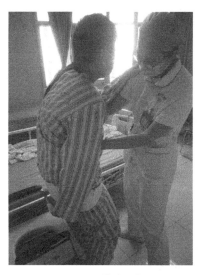

图4-11　擦净肛门

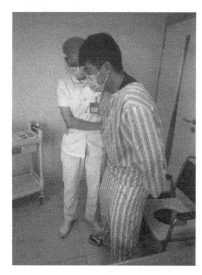

图4-12　穿裤子

（5）协助老年人上床并取舒适卧位，整理床单位及物品，洗手，脱口罩，开窗通风。图4-13为操作示意。

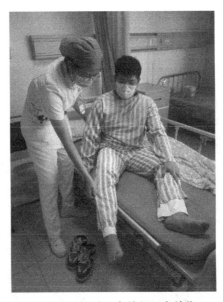

图4-13 协助上床并整理床单位

5. 观察记录

（1）老年人的大便颜色、形状、量、气味。

（2）排便所需的时间。

（3）老年人的皮肤及肛周情况。

（4）老年人的反应，有无疼痛感等。

（5）异常情况处理及效果。

6. 注意事项

（1）与老年人进行充分的沟通，取得老年人的同意，尊重老年人，保护老年人尊严。不可强行脱下老年人的衣服。

（2）关好门窗，设置屏风，必要时请其他人离开病房，保护老年人的隐私。

（3）关闭风扇、空调，避免风直接吹向老年人，预防老年人着凉。对于异性老年人，可留家属陪同，避免纠纷。

（4）坐便椅要确认是否牢固。

（5）动作要缓慢，注意遮挡和保暖。

（6）有移动动作困难的老年人，必须使用配有助力扶手的坐便椅。

（7）根据老年人的需求适当增加坐便椅的高度。

（8）老年人便后站立时要确定其无头晕症状再回床上。

4.1.3　老年人床上如厕方法（便盆法）

1. 评估

（1）老年人当前病情、既往史。

（2）老年人的意识、移动能力、配合程度。

（3）老年人的心理状况。

2. 告知

（1）操作目的及过程。

（2）注意事项。

3. 准备

（1）操作者：洗手，戴口罩，戴手套。

（2）环境：设置屏风，关好门窗，调节室温为22～26℃。

（3）物品：便盆、卫生纸、防水护理垫，如图4-14所示。

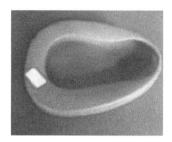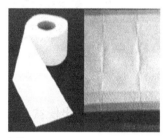

图4-14　便盆等用品

（4）老年人：取得老年人的同意，保护其隐私。

4. 实施

（1）协助老年人在臀部下方铺垫防水护理垫，在便盆中铺垫几张卫生纸，如图4-15、图4-16所示。

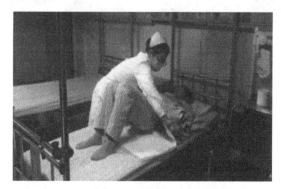

图4-15　垫护理垫

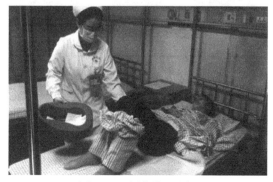

图4-16　便盆放卫生纸

（2）轻柔地掀开部分被子，让处于仰卧位的老年人双腿曲膝，脱裤子，抬起腰部后，放入便盆至臀部下方。如图4-17、图4-18所示。

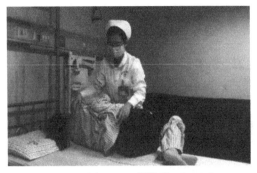

图4-17 脱裤子

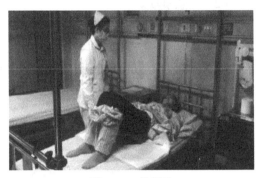

图4-18 放便盆

（3）排便结束后，应先取出便盆，再帮助老年人清洁会阴，如图4-19、图4-20所示。擦拭时应从前往后进行。

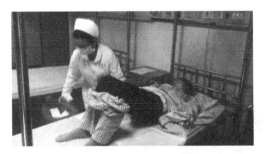

图4-19 取出便盆

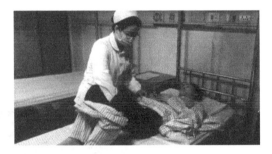

图4-20 擦拭

（4）擦拭干净后，取出臀部下方的护理垫。

（5）协助老年人穿裤子，整理床单位，如图4-21所示。

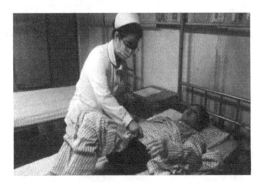

图4-21 协助穿裤子

（6）协助老年人取舒适卧位。整理物品，洗手，脱口罩，开窗通风。

5. 观察记录

（1）老年人的大便颜色、形状、量、气味。

（2）老年人排便所需的时间。

（3）老年人的皮肤及肛周情况。

（4）老年人的反应，有无疼痛感等。

（5）异常情况处理及效果。

6. 注意事项

（1）切勿掀开全部被子，以防老年人着凉。天气冷时可事先用热水将便盆加热。

（2）在老年人无法抬起腰部的情况下，可以先让老年人采取侧卧位，然后在臀部位置放好便盆，再让老年人恢复仰卧位，要确保老年人的臀部正好对着便盆，让肛门位于便盆开口部分的正中间。

（3）女性老年人排便时会同时排尿，应该在便盆上面放好卫生纸以防尿液飞溅。

（4）与老年人进行充分的沟通，取得老年人同意，尊重老年人，保护老年人隐私。不可强行掀开被子或脱下老年人的衣服。

（5）关好门窗，设置屏风，必要时请其他人离开病房，保护老年人隐私。

（6）关闭风扇、空调，避免风直接吹向老年人，预防老年人着凉。

（7）对于异性老年人，可留家属陪同，避免纠纷。

4.1.4　老年人床上卧位如厕方法（使用纸尿裤）

1. 评估

（1）老年人当前主要症状、既往史，包括有无胃肠道及便秘病史、心脏病史，是否需要使用缓泻剂。

（2）老年人的配合程度。

（3）老年人的心理状况。

2. 告知

（1）操作目的及过程。

（2）注意事项。

3. 准备

（1）操作者：洗手，戴口罩。

（2）环境：设置屏风，关好门窗，调节室温为22～26℃。

（3）物品：成人纸尿裤（图4-22）、温水、湿纸巾（图4-23）或毛巾。

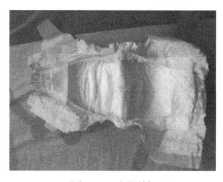

图4-22　纸尿裤

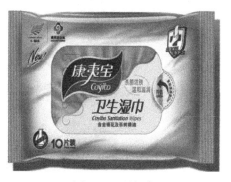

图4-23　湿纸巾

4. 实施

（1）穿纸尿裤

①轻柔地掀开部分被子，为老年人脱裤子，双手分别扶住老年人的肩部、髋部，翻转其身体呈侧卧位；将纸尿裤平铺于床上，有粘胶搭扣的一端为背部，打开离老年人较远的一边，如图4-24所示。

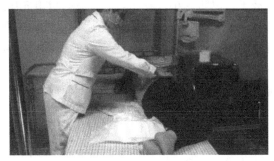

图4-24　放置纸尿裤

②协助老年人转向平卧，打开另一边，并适当调整左右位置，使纸尿裤位于身体正下方。

③将粘贴区域的一端拉至腹部前，适当调整上下位置，和背端对正，并确保腿部和纸尿裤紧贴，如图4-25所示。

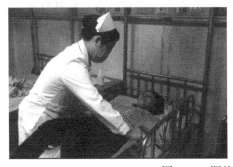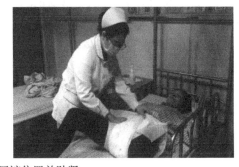

图4-25　调整纸尿裤位置并贴紧

④打开粘胶搭扣，适当调整粘贴位置。

⑤向外拉平腿部立体护围，如图4-26所示，以防侧漏。

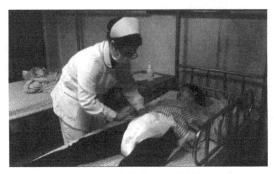

图4-26　向外拉平立体护围

⑥盖好被子。

（2）更换纸尿裤

①解开纸尿裤粘扣，将前片从两腿间后撤出，如图4-27所示。

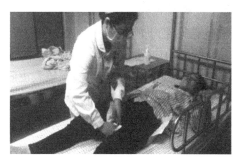

图4-27　撤出纸尿裤前片

②双手分别扶住老年人的肩部、髋部，翻转老年人身体呈侧卧位。

③将污染纸尿裤内面对折于臀下，协助老年人翻转至另一侧侧卧位，撤下污染纸尿裤后放入污物桶，再用湿纸巾擦拭臀部，如图4-28所示。

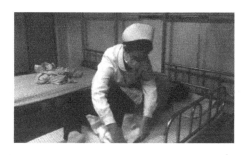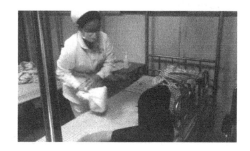

图4-28　撤出纸尿裤

④将干净的纸尿裤前后对折的两片（紧贴皮肤面朝内）平铺于老年人臀下，穿上后拉平纸尿裤，方法与穿纸裤相同。

⑤整理床单位及物品。

5. 观察记录

（1）老年人大便颜色、形状、量、气味。

（2）老年人排便所需的时间。

（3）老年人的皮肤及肛周情况。

（4）老年人的反应，有无疼痛感等。

（5）异常情况处理及效果。

6. 注意事项

（1）与老年人进行充分的交流沟通，取得老年人同意，保护其尊严和隐私。不可强行掀开被子或脱下老年人衣服。

（2）关好门窗，设置屏风或拉好床帘，必要时请其他人离开，保护老年人隐私。

（3）关闭风扇、空调，避免风直接吹向老年人，预防老年人着凉。

（4）对于异性老年人，可留家属陪同，避免纠纷。

（5）根据老年人胖瘦情况选择合适尺寸的纸尿裤。

（6）粘贴纸尿裤时可采用交叉粘贴法，确保纸尿裤完全贴合身体。

（7）确认老年人腿部和纸尿裤是否充分贴合、无间隙。

（8）清洁时动作要轻柔，避免大力损伤皮肤。最好使用较为柔软的清洁用布或湿纸巾清洁，避免使用干燥而坚硬的纸巾进行擦拭。

（9）整理平整老年人背部衣物（衣物褶皱易损伤老年人皮肤）。

（10）清洁时观察老年人会阴部及臀部皮肤情况。

4.2 大小便控制训练

4.2.1 尿潴留处理方法

1. 尿潴留的定义

尿潴留是指膀胱内充满尿液而不能排出，通常由排尿困难发展到一定程度引起。

2. 尿潴留的分类

尿潴留可分为急性尿潴留和慢性尿潴留两大类。

3. 判断尿潴留的方法

（1）急性尿潴留（AUR）：也称完全性尿潴留，为突然发生的短时间内膀胱充盈，尿液不能排出，膀胱迅速膨胀而成为无张力性膀胱。病人感到下腹痛，尿胀难忍，尿意急迫而不能自行排出，辗转不安，十分痛苦；在触诊或叩诊膨胀的膀胱区时，有尿意感。常见于尿道损伤、尿道结石嵌顿、前列腺增生。

（2）慢性尿潴留：又称部分性尿潴留，起病缓慢，病人可无明显表现，有的病人通过体检或出现其他并发症后才被发现。慢性尿潴留可表现为尿频、排尿费力、尿等待或排尿延迟、排尿后感到膀胱未完全排空、夜尿增多。泌尿系超声检查提示膀胱残余尿量增多。当有大量残余尿时，尿液因充盈过满而溢出，出现尿失禁，这种失禁称为假性尿失禁。慢性尿潴留常见于前列腺增生、尿道狭窄、神经源性膀胱、膀胱膨出及其他尿道梗阻性疾病。

（3）膀胱内大量尿液潴留者，储积的尿液有利于细菌的生长和繁殖，故易发生尿路感染。尿潴留和尿路感染是尿路结石形成的重要因素。急性尿潴留可导致急性肾功能衰竭。长期的尿液潴留可导致慢性肾功能衰竭，病人可能出现慢性肾功能衰竭的临床表现，如贫血、高血压、水肿、皮肤瘙痒，以及恶心、食欲减退等消化道症状。总体而言，尿潴留会给机体带来一系列的损害。

4. 尿潴留处理方法

（1）急性尿潴留：病人发生急性尿潴留时，护士首先应消除其紧张情绪，为病人提供一个不受他人影响的合适的排尿环境，在病情许可范围内让病人采取适当体位排尿，还可通过按摩膀胱区、热敷下腹部、听流水声等方法缓解尿道括约肌痉挛，增强膀胱逼尿肌功能，尽量让病人自行排尿。同时准备导尿或膀胱穿刺物品，待病人排尿效果不佳时使用。利用导尿或膀胱穿刺物品解除急性尿潴留时，应注意控制尿液放出的速度，不可过快。对于极度充盈的膀胱，第一次放出尿液不可超过600mL，应分次放出尿液，以避免在一次放出大量尿液后出现出冷汗、面色苍白、低血压、膀胱出血等情况。

（2）慢性尿潴留：对于慢性尿潴留的病人，除了积极治疗引起尿潴留的疾病外，还应教会病人养成两次排尿的习惯，即病人在排尿后，站或坐2～5min再次排尿，这样做可增加膀胱的排尿效应，减少残余尿。此外，对于排尿次数较少或膀胱感觉缺失的病人，可用定期排尿的方法，通常先让病人做1～3天的排尿日记，然后使排尿间隔每次减少15～30min，直至达到每4～6h排尿一次的目的。对两次排尿和定期排尿无反应的病人可采用间歇导尿或留置导尿的方法治疗。

5. 留置导尿管的护理

（1）应选择对尿路刺激小、大小适合的导尿管，保持导尿管的通畅，防止扭曲受压或折叠。

（2）注意观察尿袋中尿液的性状、尿量、颜色及尿袋的位置等，病人下床活动时注意尿袋的高度不应超过耻骨联合的水平。

（3）应注意无菌操作，并用碘伏棉球擦洗会阴部，每天两次，防止泌尿系统感染。

（4）尽可能减少导尿管与储尿袋接口的拆卸次数。在尿液清亮和无尿路感染时，避免冲洗膀胱，尿袋3天更换一次，以降低尿路感染的发生率。

（5）病情允许的情况下，嘱病人多喝水，尿量每日不少于2500mL，增加尿液对尿路的冲洗作用，降低尿路感染、结石的发生率。

（6）间歇开放引流和训练逼尿肌功能，每2～3h开放一次，可预防膀胱萎缩。

（7）定期更换导尿管，尿液pH值小于6.8者每4周更换一次尿管，pH值大于6.8者每2周更换一次导尿管，以防止导尿管堵塞或与组织粘连。

6. 疾病健康宣教

（1）告诉病人定期随访，积极治疗引起尿潴留的原发病，避免疾病进一步恶化引起肾功能损伤等严重后果。

（2）告诉病人及家属注意饮水的计划性，不能一次摄入过多水分，防止诱发尿潴留；但也不能因为尿潴留而限制饮水，否则可能加重尿路感染、尿路结石等并发症。

（3）教会病人或家属诱发排尿的方法，如听流水声，刺激肛门、股内侧，轻叩击下腹部靠近会阴处，热敷下腹部等。这些方法在病人感到不能排尿时可以使用，但切记无效时立即导尿，不可憋尿过久。

（4）告知病人注意避免引起尿潴留的诱因。如由前列腺增生引起的尿潴留患者，饮食上宜清淡，忌辛辣刺激性食物，戒烟、戒酒，养成良好的生活习惯，既不可久坐，也不能过劳，防止便秘和憋尿等。对于药物引起的尿潴留，护士可写下药名，告诉病人今后应禁用或慎用这类药物。

（5）对于留置尿管的病人，尤其是院外治疗者，护士应教会病人和家属导尿管护理的注意事项。

4.2.2　尿失禁处理方法

1. 尿失禁的定义

尿失禁即膀胱括约肌不受意识控制，不由自主地排出尿液的现象。尿失禁可发生于各年龄段的病人，但以老年人更为常见。由于老年人尿失禁较常见，致使人们误以为尿失禁是衰老过程中不可避免的自然后果。事实上，老年人尿失禁的原因很多，其中有许多原因是可控制或可避免的。尿失禁不是衰老的正常表现，也不是不可逆的，应寻找原因，采取合理的治疗方法。

真性尿失禁：膀胱不能储存尿液，表现为持续滴尿。

充溢性尿失禁：膀胱内储存部分尿液，当充盈到一定压力时即不自主溢出少量尿液。

压力性尿失禁：咳嗽、打喷嚏或运动时，腹肌收缩，腹压升高，以致不自主地流出少量尿液。

2. 尿失禁的分类

尿失禁可分为神经性尿失禁、损伤性尿失禁、充盈性尿失禁、压力性尿失禁、急迫性尿失禁、精神性尿失禁、药物性尿失禁。

3. 判断尿失禁的方法

（1）神经性尿失禁：正常人的排尿是通过神经反射来完成的。例如，当膀胱储满尿液时，膀胱内压力升高，刺激膀胱神经末梢，这种信息通过脊髓感觉神经传至大脑皮层的高级中枢，大脑皮层通过运动神经使膀胱肌收缩，括约肌松弛，从而引起排尿。此时若不便排尿，大脑皮层会把刺激传给膀胱，使其停止收缩、括约肌紧闭，暂不排尿（但当膀胱内尿液太多，超过500mL无法抑制时也会自动排尿）。当患有严重脑动脉硬化、脑中风、脑肿瘤及颅内感染等疾病时，大脑皮层失去管制排尿功能，则发生尿失禁。据统计，约80%的老年人尿失禁属此类。此外，位于骶椎以上的脊髓病变时，可导致排尿反射功能丧失，也会发生神经性尿失禁。

（2）损伤性尿失禁：最常见的是膀胱颈括约肌受到损伤，膀胱内无法储存尿液，尿液进入膀胱即由尿道流出。可见于前列腺手术后膀胱颈括约肌受损，但多为部分损伤，可逐渐恢复排尿功能；也有神经源性的严重尿潴留或严重的输尿管及肾盂扩张积水而造成肾功能不全，为达到治疗目的，有意将膀胱颈括约肌完全切断破坏，使尿液自动流出达到引流的目的。

（3）充盈性尿失禁：由于前列腺增生肥大、尿道狭窄、膀胱结石、膀胱颈肿瘤等引起下尿道梗阻，这时因膀胱内存尿过多使膀胱过度膨胀，不能自觉正常排尿，尿液被迫呈点滴状外溢。

（4）压力性尿失禁：由于膀胱颈括约肌松弛，此时若腹部压力增高，膀胱内压力超过膀胱出口及尿道阻力，即可使尿液外溢。如咳嗽、大哭、快走等增加腹部压力时，则发生尿失禁，多见于膀胱膨出、子宫脱垂的老年经产妇女。

（5）急迫性尿失禁：老年人泌尿系炎症可造成逼尿肌反射，使膀胱收缩，导致急迫性尿失禁，不过这种尿失禁是暂时性的，待炎症得到控制后尿失禁情况也会好转。此外，老年妇女患无菌性尿道炎同时合并萎缩性阴道炎时，也可引起急迫性尿失禁。

（6）精神性尿失禁：老年人精神受到强烈刺激，或其所处周围环境突然改变时，也会发生尿失禁。消除刺激、适应环境后，尿失禁可好转痊愈。

（7）药物性尿失禁：老年人因使用镇静剂或利尿剂等而发生尿失禁。前者是由于药物阻断排尿反射刺激而造成尿失禁，后者则是充盈性尿失禁。停用药物即可消除此类情况。

4. 尿失禁处理方法

（1）留置导尿法

留置导尿法适宜躁动不安的尿潴留患者，具有为患者翻身按摩、更换床单时不易脱落的优点。一般选用一次性双腔气囊导尿管和一次性密闭引流袋。长期使用留置导尿法易造成泌尿系统感染，同时不利于锻炼膀胱的自动反射性排尿功能。因此，应做好留置导尿管的护理。

（2）弹性绑带魔术贴式一次性接尿袋法（仅适用于男性）

弹性绑带魔术贴式一次性接尿袋法操作过程如图4-29所示。

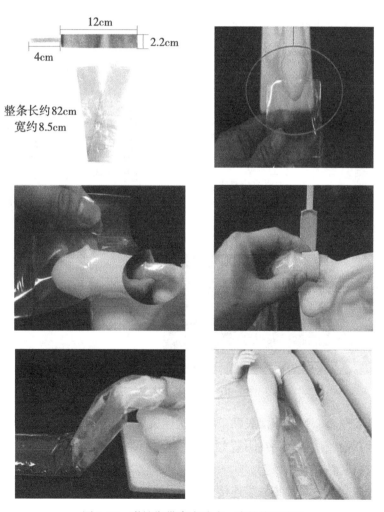

图4-29　弹性绑带魔术贴式一次性接尿袋法

①准备弹性绑带魔术贴和一次性接尿袋。

②将袋口打开套在阴茎上。

③将多余部分袋口向上拉到底部，然后折回来。

④将弹性绑带绕过阴茎，调整松紧度，然后粘贴好。

⑤将尿袋放置于两腿中间。

使用与护理：初次使用者可能由于经验缺乏导致绑带过松而造成一次性接尿袋脱落、尿液外溢等现象。当绑带过紧造成阴茎皮肤改变时，千万不要放弃，要不断总结失败的原因，同时安慰老年患者，避免情绪紧张。使用时应注意下列事项：①每次排尿后及时更换一次性接尿袋；护理神志不清的老年患者时，在其进食和饮水后应随时检查是否有尿液排出，日间2～3h更换一次，夜间3～4h更换一次。②每次更换一次性接尿袋时用温水清洁会阴部皮肤、阴茎、龟头、包皮等处，尿液及污垢要清洗干净。每日冲洗会阴两次，保持会阴部皮肤清洁、干燥。③尿失禁患者可通过康复训练改善症状，因此在使用一次性接尿袋时要加强康复训练。

（3）乳胶尿套式尿袋法（仅适用于男性）

乳胶尿套式尿袋法操作过程如图4-30所示。

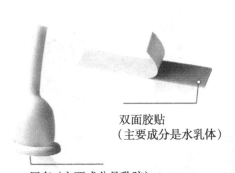
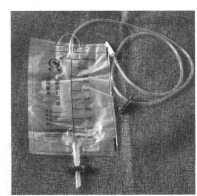
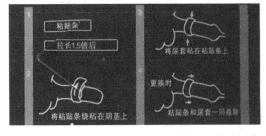
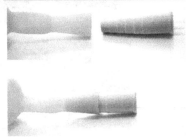

图4-30　乳胶尿套式尿袋法

①准备乳胶尿套、弹性双面胶贴条和一次性集尿袋。

②将弹性双面胶贴条绕粘在阴茎上。

③将乳胶尿套粘在胶贴条上。

④将乳胶尿套与一次性集尿袋连接。

⑤更换乳胶尿套时，粘贴条和乳胶尿套一同移除。

乳胶尿套式集尿袋的使用：选择适合患者阴茎型号的乳胶尿套，勿过紧。使用前洗净会阴部，保持干燥。集尿袋固定高度适宜，预防尿液返流入膀胱。倾倒尿液后不影响患者翻身及外出活动，患者易接受，心理压力小。乳胶尿套24h更换一次，集尿袋3天更换一次。尿失禁患者在积极治疗原发病的同时选择乳胶尿套式集尿袋法，通过康复训练可以改善尿失禁症状，因此在使用乳胶尿套式集尿袋法时仍需进行系统的康复训练。

（4）高级透气接尿器法

高级透气接尿器法操作过程如图4-31所示。

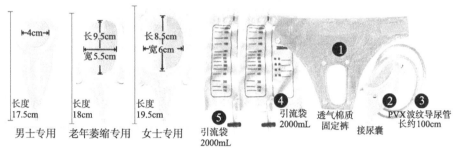

（a）各种型号的接尿器 （b）准备用物

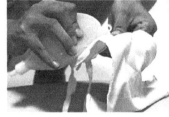 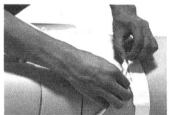

（c）将接尿器放入固定裤中并将四合　（d）将导尿管的一端固定在接尿器
　　扣固定好　　　　　　　　　　　　　　下端

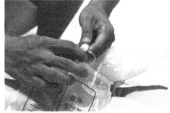 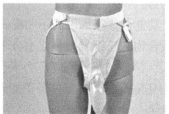
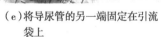

（e）将导尿管的另一端固定在引流　（f）按正确的位置摆好固定裤，腰带
　　袋上　　　　　　　　　　　　　　绕腰并系好

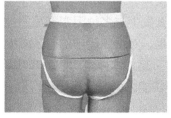
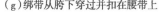

（g）绑带从胯下穿过并扣在腰带上　（h）切记引流袋一定要放在比尿斗低
　　　　　　　　　　　　　　　　　　　的位置

图4-31　高级透气接尿器法

本法适用于老弱病残和骨折、瘫痪及卧床不起、不能自理的男女患者，可解决使用普通接尿器存在的生殖器糜烂、皮肤瘙痒感染、湿疹等问题。使用前根据性别选择男接尿器或女接尿器。

使用方法：先用水或空气将尿袋冲开，防止尿袋粘连。再将腰带系在腰部，把阴茎放入尿斗中（或使尿斗紧贴会阴部），并把下面的两条纱带从两腿根部中间左右分开向上，与三角布上的两条短纱带连接在一起即可使用。

注意事项：①接尿器应在通风干燥、阴凉清洁的室内存放，避免日光暴晒，经常冲洗并晾干。②导尿管不能从腿上通过，防止尿液倒流。③注意会阴部清洁，每日用温水擦洗。

4.2.3　便秘处理方法

1. 便秘的定义

便秘指正常的排便形态改变，排便次数减少（每周少于三次），排出的粪便过干过硬，且排便不畅、困难。正常人每日大便一两次或两日一次，如果三日以上才大便一次，即为便秘。

2. 便秘的分类

（1）按病因分为两类：器质性便秘和功能性便秘。

器质性便秘：

①结肠完全或不完全性梗阻：结肠炎、恶性肿瘤、先天性巨结肠症，以及各种原因引起的肠粘连、肠扭转、肠套叠等。

②直肠与肛门病变引起的肛门括约肌痉挛、排便疼痛，如痔疮、肛裂、肛周脓肿和溃疡、直肠炎等。

③内分泌或代谢性疾病：糖尿病、甲状腺功能低下、甲状旁腺疾病等。

④系统性疾病：硬皮病、红斑狼疮等。

⑤神经性系统疾病：中枢性脑部疾患，脑卒中、多发性硬化、脊髓损伤以及周围神经病变等。

⑥肠管平滑肌或神经源性病变。

⑦结肠神经肌肉病变：假性肠梗阻、先天性巨结肠、巨直肠等。

⑧神经心理障碍。

⑨药物性因素：铁剂、阿片类、抗抑郁类、抗帕金森病药、钙通道阻滞剂、利尿剂以及抗组胺类药物等。

功能性便秘：功能性便秘病因尚不明确，其发生与多种因素有关，包括：

①进食少，或食物缺乏纤维素，或水分不足，对结肠运动的刺激减少。

②工作压力大、精神紧张、心理压力大会引起人体神经功能下降和紊乱，从而刺激肠道，引起肠道内环境改变，进而使肠道蠕动功能减弱或出现便秘，部分病人可表现为便秘与腹泻交替症状。

③结肠运动功能紊乱导致便秘。

④腹肌及盆腔肌张力不足，排便推动力不足，难以将粪便排出体外。

⑤滥用泻药，形成药物依赖，造成便秘。

⑥老年人体弱，活动过少，肠痉挛导致排便困难，或由于结肠冗长所致。

（2）按发病机制分为两大类：慢性传输型便秘和出口梗阻型便秘。

慢性传输型便秘：由于肠道收缩，运动减弱，使粪便从盲肠到直肠的移动减慢，常见于年轻女性，特征为排便次数减少（每周少于1次）。少便期间，粪便坚硬，因而排便困难。肛直肠指检时无粪便或触及坚硬粪便，而肛门外括约肌的缩肛和排便功能正常。糖尿病、硬皮病合并的便秘多为慢性传输型。

出口梗阻型便秘：由于腹部、肛门直肠及骨盆底部的肌肉不协调导致排便障碍，在老年患者中尤其常见。表现为排便费力，有不尽感或下坠感，排便量少，有便意或缺乏便意，肛门直肠指检时直肠内存有不少泥样粪便，用力排便时肛门括约肌可能呈矛盾性收缩。很多出口梗阻型便秘患者也同时合并有慢性传输型便秘的临床表现。

3. 处理方法

器质性便秘：重视原发病的治疗，部分便秘患者甚至需通过手术等治疗方法解除病因。

功能性便秘：建立科学合理的排便、饮食和生活习惯，定时排便。饮食上粗纤维化，多食用粗质蔬菜和水果，如糙米、绿豆、燕麦片、玉米、薯类等。多饮水，如凉开水，可添加蜂蜜。多食用富含油脂类的干果，如松子、芝麻、核桃仁、花生等。少吃肉类和动物内脏等高蛋白、高胆固醇食物，少吃辛辣刺激性食物。保持心情舒畅，按摩腹部，方法是从右下腹部到左下腹部顺时针按摩，早晚各一次，每次50～100下。避免服用可导致便秘的药物，不可滥用刺激性泻药。除非特殊情况，最好少用或不用泻药，通便药可以选用膨松剂（如麦麸、欧车前籽等）和渗透性通便剂（如聚乙二醇4000、乳果糖）。对于慢性传输型便秘，必要时可用肠道促动力剂（如莫沙必利等）。

4.2.4 大便失禁处理方法

1. 大便失禁的定义

大便失禁即肛门失禁（copracrasia），是指粪便及气体不受控制，不自主地流出肛门外，为排便功能紊乱的一种症状。肛门失禁的发病率不高，但非罕见，虽不会直接威胁生命，但会给病人造成身体上和精神上的痛苦，严重地干扰正常生活和工作。

2. 大便失禁的分类

（1）不完全性肛门失禁：不能控制稀大便及气体，但可以控制干大便。

（2）完全性肛门失禁：肛门失去对干大便、稀大便和气体的控制能力，从而导致粪便黏液外流，污染内裤，使肛门潮湿、痛痒。

3. 大便失禁常见人群

老年人、儿童、女生、危重病人、昏迷及截瘫患者。

4. 处理方法

（1）药物治疗：可使用止泻剂，改变大便的浓稠度，平日多增加对纤维质的摄取。

（2）物理治疗：教育病人练习放松腹部肌肉同时收缩肛门括约肌，常练习肌力操。物理治疗的成功与否要看病人的合作程度及病人对治疗的原动力，对于那些肛门部位感觉缺失及肛门括约肌松弛的病人，物理治疗的效果比较好。

（3）手术治疗：主要针对骨盆肌肉形态异常的病人。

（4）护理方面：

①改变病人的排便习惯：改善病人的排便习惯，使其在固定时间排便，饭后30min去卫生间。

②提供心理上的安慰：老年人、危重病人在直肠功能丧失后，经常有难以启齿、意志消沉、害怕的心理，要注重心理护理，进行心理疏导。

③饮食护理：提高病人营养意识，规律饮食饮水，增加膳食中食物纤维的含量，根据纤维素含量及大便通畅性进行适当调整。

④增加活动：适当锻炼身体，对认知能力好、有自控能力的病人进行腹肌和骨盆底肌的训练，教会病人做提肛运动（具体见肌力操练习），坚持半年以上才有效果。

⑤使用集尿垫（图4-32），可以缩小潮湿污染的范围，但也要注意皮肤护理，避免引起失禁性皮炎。

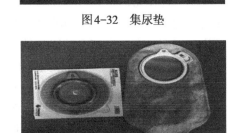

图4-32　集尿垫

⑥使用卫生棉条，塞入肛门4～6cm，可起到吸收大便的作用，减少大便的次数，从而减少粪便和由于过度清洗对肛周皮肤造成的刺激。

⑦肛门使用造口收集袋（图4-33）：造口袋收集1/3时要及时排放。

⑧注意事项：能下床或烦躁的病人不适合用造口收集袋。

图4-33　造口收集袋

（5）皮肤清洗：能走动的患者外出坐在椅子上时，可以使用成人纸尿裤之类的吸收性失禁产品，避免皮肤潮湿。失禁患者要及时清除皮肤上的粪便；水样便可用粪便处理系统或粪便袋处理。

清洗皮肤：清除粪便，使用接近正常皮肤pH值的皮肤清洁剂（如表面活性剂）清洗皮肤，如图4-34所示。

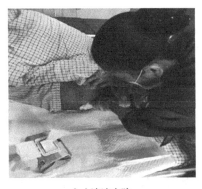
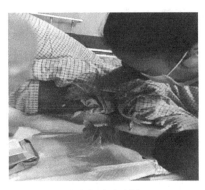

（a）清洁皮肤　　　　　　　　（b）皮肤清洁剂

图4-34　给大便失禁患者清洗皮肤

保护皮肤：避免或尽量减少皮肤摩擦和暴露于粪便中。

传统方法是在每次失禁之后使用普通肥皂、水和普通毛巾来清洗皮肤以清除粪便以及其他污物，但是普通肥皂会改变皮肤的pH值从而损害皮肤屏障功能，普通毛巾的纹理结构会摩擦损伤皮肤。使用免冲洗的皮肤清洗剂可令皮肤待干速度快，从而减少擦拭皮肤使其干燥造成的皮肤损伤，也能节约护理时间和提高效率。失禁护理湿巾由软滑的材料制成，可以减少摩擦造成的损伤，也可减少护理负担，并提高护理人员的满意度。

清洗频率：失禁时清洗皮肤的理想频率尚未确定，应依据失禁的程度而定，建议至少每日一次或每次大便失禁之后清洗皮肤。国外有研究发现，对失禁患者实施每6h一次皮肤清洗的保护效果要优于12h一次。

注意事项：避免使用擦拭法，建议采用冲洗或轻拍式清洁皮肤，预防皮肤损伤，可用棉花球沾上矿物油（临床上的矿物油、石蜡油）轻柔地清除干硬的粪便。选择温和、pH值接近正常皮肤的免冲洗皮肤清洗液或含有清洗液的湿巾（专门设计用于失禁护理）。采用温水和软布适度轻柔地清洗即可，也可使用柔软的一次性无纺布。清洗后若有必要，可用温和的方式使皮肤变干。处理失禁的皮肤清洗剂一般制剂类型是液体溶液或清洗液。大多数处理失禁的皮肤清洗剂不得稀释，须按全量使用。

5. 相关护理产品

免冲洗的皮肤清洗液有如下几类：

①油剂类：赛肤润、复方氧化锌油、山茶油、麻油、紫草油等。

②膏剂类：鞣酸软膏、生肌膏、湿润烧伤膏。

③液体类：康复新液、3%硼酸溶液、活性银离子等。

④抗生素类：红霉素软膏、莫匹罗星软膏、达克宁散等。

4.2.5 大小便失禁肌力操训练

骨盆底松弛疾病包括尿失禁及骨盆器官脱垂，是妇女常见甚至男性也有可能遇到的问题，虽不会危及生命，但这些疾病会造成生理和心理上的负担及社会功能的退缩，并影响生活的质量。改善骨盆底松弛，增进骨盆底肌群与其相关的运动，可使相关肌肉群更强壮有力，改善尿频及尿失禁情况，进而减缓骨盆底松弛所致的下腹痛、下腹胀、腹部下坠感等症状。

4.2.5.1 运动前准备事项

（1）排空膀胱。

（2）穿着宽松衣物。

（3）保持空腹或饭后1h练习。

4.2.5.2 常见的错误

（1）运动量过大。

（2）收缩时容易憋气。

（3）使用辅助肌（臀大肌及腹肌）收缩不当，忽略肛门周围的肌肉力量的使用。

4.2.5.3 什么情形该停止练习

（1）感觉辅助肌有酸痛不适的情形时。

（2）确定有尿路感染或有感染症状时。

（3）练习时有头痛、心悸或胸闷的情形时。

（4）勿做太多次，否则括约肌过劳，反而有害健康。

4.2.5.4 坐姿可以执行的运动项目

适合采用坐姿执行的运动：深呼吸吐气运动、躯干旋转运动、骨盆摇摆运动、张脚开合运动体操、骨盆底肌运动，可强化骨盆底周边肌力活动。

1. 深呼吸吐气运动方法（图4-35）

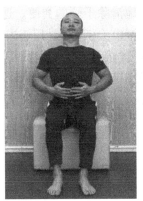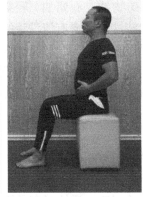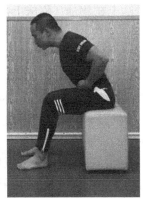

图4-35　深呼吸吐气运动方法

（1）双手置于腹部。

（2）深吸气时，身体顺势直立。

（3）呼气时，身体逐渐弯腰，协助吐气。

（4）重复20回。

（5）可活化腹腔肌肉，有助于增加肠胃活动及预防便秘。

2. 躯干旋转运动方法（图4-36）

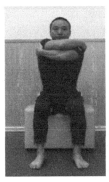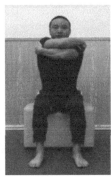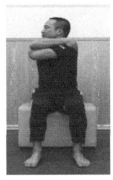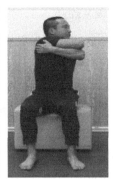

图4-36　躯干旋转运动方法

（1）双脚平放，双手交叉置于胸前，骨盆保持不动。

（2）深吸气再慢慢吐气，身体配合吐气缓缓转向右侧直到不能转为止，此姿势下停顿10s后，再回到原来的姿势休息。

（3）接着，同样的原则下，身体慢慢转向左侧直到不能转为止，停顿10s后，再回到原来的姿势休息。

（4）左右来回重复10回。

（5）增加整个躯干与骨盆间的协调与柔软度。

3. 骨盆摇摆运动方法（图4-37）

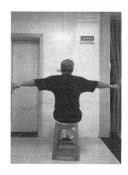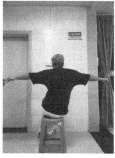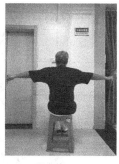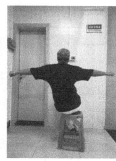

图4-37　骨盆摇摆运动方法

（1）坐姿下身体保持直立放松，让身体与臀部往右侧移动，上半身肩膀需保持水平，不可有倾斜动作。

（2）此时左边的骨盆会上扬，维持此姿势10s再回到原来的位置。

（3）接着身体与臀部往左侧移动，此时右边骨盆会上扬，保持该姿势10s后回到原来的位置。

（4）一样的动作重复10回（平衡不佳时，双手可以平举以维持稳定）。

4. 张脚开合运动体操方法（图4-38）

（1）坐姿下身体保持直立，双手两侧可抓握座椅。

（2）右脚膝盖慢慢伸直，然后把整个右下肢往右侧方向水平移动，打开至最大开合度，维持此姿势10s，再慢慢回到原来的位置，让膝盖弯曲放下，重复5次。

（3）接着换到左边，左脚膝盖慢慢伸直，然后把整个左下肢往左侧方向水平移动，打开至最大开合度，保持该姿势10s后再慢慢回到原来的位置，最后让膝盖弯曲放下，以上动作重复5次。

5. 骨盆底肌运动基本方法（图4-39）

（1）坐在椅子的前半部，全身保持放松，双手放于腹部，收缩肛门肌肉，默数10s。

（2）此时感觉肛门往腹内缩进，如同大便刚结束时肛门自动内缩感。

（3）收缩时应可感觉到肛门肌肉（女性会阴部肌肉）好像要离开椅子，而放松时则会回到椅子上（女性可感觉到会阴部肌肉收缩）。

（4）每次提肛持续10s，放松15s。

（5）每回做10次，每天约做3～4回。

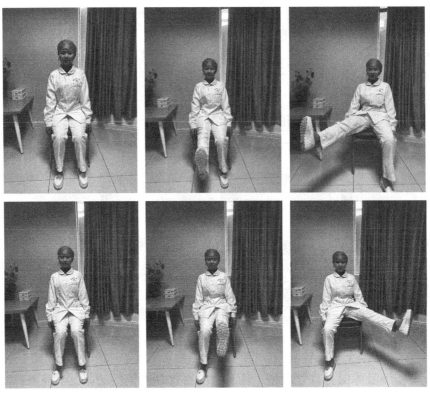

图4-38　张脚开合运动体操方法

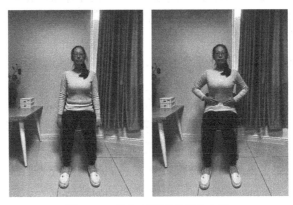

图4-39　骨盆底肌运动基本方法

6. 骨盆底肌运动辅助式法（图4-40）

骨盆底肌运动辅助式法是使用辅助性器材来进行的：

（1）在坐姿下身体保持放松，双脚膝盖夹住一个弹力球，不要用力夹住。

（2）双手轻扶椅子，吐气时，使身体由凳子上从坐到站，并让身体持续向上延伸。

（3）站起过程中需收缩小腹与紧缩臀部，并且同时让肛门（会阴部肌肉）收缩用力上提，持续10s，放松15s。连续10次。

（4）为了增强收缩感觉，可在肛门肌肉（女性会阴部肌肉）收缩时，两脚顺势踮起脚尖。

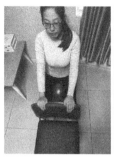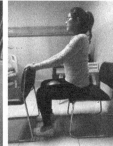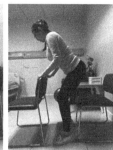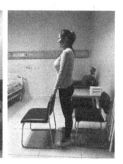

图4-40　骨盆底肌运动辅助式法

4.2.5.5　站姿可以执行的运动项目

取站姿时可以执行的运动项目有重心转移运动、躯干旋转运动、骨盆底肌运动。

1. 重心转移运动法（图4-41）

（1）身体站立于椅子旁边，双脚站姿与肩同宽。

（2）先让身体重心移往右脚，骨盆往右侧移动，维持此动作10s再回到原来的位置。

（3）再将身体重心往左脚移动，骨盆往左侧移动，保持10s后回到原来的位置。

（4）左右来回重复10次。

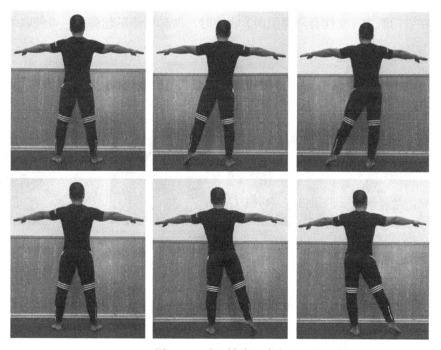

图4-41　重心转移运动法

2. 躯干旋转运动（图4-42）

（1）站姿，双脚与肩同宽。

（2）左右双手各拿一个矿泉水瓶，使双手手臂外展打开约30°。

（3）先往右侧做躯干旋转，停顿10s后慢慢回到正常位置。

（4）再往左侧做躯干旋转，停顿10s后再慢慢回到正常位置。

（5）重复动作10回。

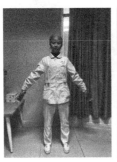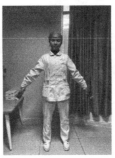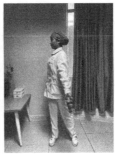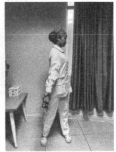

图4-42　躯干旋转运动

3. 骨盆底肌运动法（图4-43）

（1）身体保持放松，双手置于床沿或椅背，稍微倾斜站立。

（2）自然呼吸数次，吐气时，收小腹与紧缩臀部，同时肛门肌肉（女性会阴部肌肉）收缩用力上提，持续10s后再放松。

（3）连续10回。

（4）在肛门肌肉（女性会阴部肌肉）收缩时，两脚顺势踮起脚尖，可使收缩的感觉更明显。

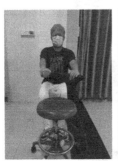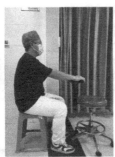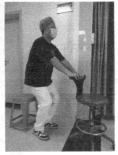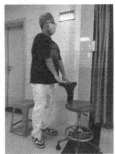

图4-43　骨盆底肌运动法

4.2.5.6　床上运动项目

以下运动适宜在床上进行：架桥运动、下盘旋转运动、双脚开合运动。

1. 架桥运动法（图4-44）

（1）平躺于床上，双脚弯曲，再把双手轻轻地放置于腹部。

（2）在膝盖中间夹弹力球。

（3）自然呼吸数次后，深吸气再吐气，同时慢慢把臀部抬离床面，于高处停留10s，再慢慢放下，来回重复10次。

（4）若腰部觉得酸痛，立刻停止运动。

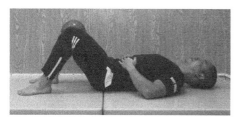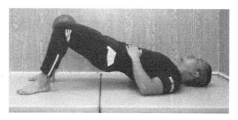

图4-44　架桥运动法

2. 下盘旋转运动法（图4-45）

（1）平躺，双脚弯曲并拢。

（2）双脚慢慢往右侧旋转到底，注意上半身保持不动，维持此姿势10s。

（3）接着再往左侧旋转到底，维持10s。

（4）左右来回10次。

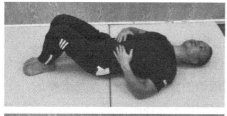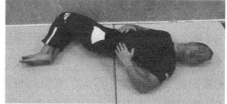
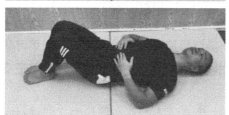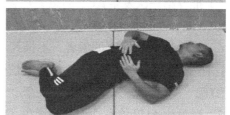

图4-45　下盘旋转运动法

3. 双脚开合运动法（图4-46）

（1）平躺，双脚弯曲并拢。

（2）双脚慢慢打开外展到底，保持10s。

（3）双脚再慢慢地往内收合起，保持10s。

（4）连续10回。

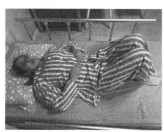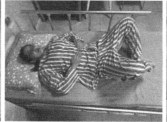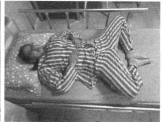

图4-46　双脚开合运动法

4.2.5.7　排尿训练在尿急或尿频时的注意事项

（1）避免快走或奔跑。

（2）做几次深呼吸。

（3）坐着稍作休息。

4.3　相关知识链接

4.3.1　急性尿潴留诊断治疗推荐意见

（1）AUR的急诊处理可留置导尿管或行耻骨上膀胱穿刺造瘘。

（2）对需要置管超过14天的AUR患者，推荐行耻骨上膀胱穿刺造瘘。急性细菌性前列腺炎伴AUR者也推荐采用耻骨上膀胱穿刺造瘘引流尿液。

（3）对急诊导尿病人，不推荐常规应用抗生素，但对于感染高危病人和接受某些有创操作（例如经尿道前列腺切除术和肾移植）的病人，可考虑使用抗生素治疗。

（4）推荐AUR患者置管后带管回家等待合适的时间进行后续诊治，但对肾功能不全、尿脓毒症，同时患有其他严重疾病或难以随访的患者，收治入院是必要的。

（5）推荐第一次发生AUR的患者在置管后应用 α 受体阻滞剂3～7天后试行拔除尿管（trail without catheter，TWOC）。

（6）对反复发生AUR的患者，不推荐长期保留导尿管或膀胱造瘘管，如果可能，应采取手术治疗解除AUR的病因，亦可酌情试用间歇性自家清洁导尿或前列腺尿道支架置入等治疗。

（7）对发生AUR的良性前列腺增生（BPH）患者，不推荐在数日内立即进行手术治疗，推荐在应用 α 受体阻滞剂后先行TWOC，以后再择期进行手术。

（8）拟副交感神经节药物可用于手术后或产后的急性尿潴留，针灸、开塞露灌肠对解除产后或术后麻醉所致的急性尿潴留有一定治疗效果。

4.3.2　失禁相关性皮炎（IAD）相关知识

4.3.2.1　预防和处理IAD的流程

预防和处理IAD的流程如图4-47所示。

4.3.2.2　IAD与压力性损伤

IAD和压力性损伤有许多共同的危险因素，均可发生在健康状况不佳和行动不便的患者身上，失禁是导致压力性损伤出现的公认危险因素。IAD会导致压力性损伤的风险增加，IAD程度越重则患者发生压力性损伤的风险也越高。IAD与压力性损伤的比较见表4-1。

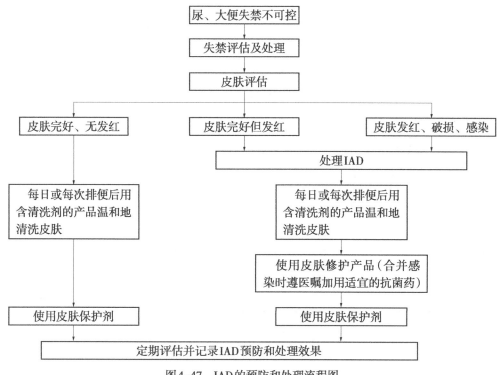

图4-47 IAD的预防和处理流程图

表4-1 IAD与压力性损伤的比较

项目	IAD	压力性损伤
原因	潮湿（+摩擦）	压力（+剪切力）
常见部位	会阴部	骨隆突处
形状	弥散的	局限的
深度	表浅的	从表层到深层
坏死	无	可能有
边缘	模糊、不规则	清晰
颜色	不均匀的红色	红色、黄色或黑色

4.3.2.3 预防和治疗IAD的推荐意见

表4-2为预防和治疗IAD的推荐意见。

表4-2 预防和治疗IAD的推荐意见

推荐意见	推荐级别
对于失禁患者，可用会阴评估工具（PAT）进行IAD风险评估	B
对于所有失禁患者，每天至少应该进行一次皮肤评估	B

推荐意见	推荐级别
对于发生IAD的患者，可用IAD分类工具定期进行评估	B
对于失禁患者，首先要明确失禁原因再进行处理	A
结构化皮肤护理方案有助于保护皮肤，帮助皮肤恢复其有效屏障功能	A
每天或每次失禁后都可以进行清洗，以减轻粪便、尿液对皮肤的刺激	B
清洗时应选择pH值接近正常皮肤的皮肤清洗液	A
清洗后要选择温和的方式使皮肤变干，避免摩擦和用力擦拭皮肤，可选用免冲洗的清洁剂	B
清洗后要选择合适的皮肤保护剂来保护皮肤，避免或减少皮肤摩擦和暴露于尿液、粪便中	A
合理选择润肤剂可促进皮肤的修复	B

4.3.3 间歇性导尿术相关知识

4.3.3.1 插管时可能遇到的困难

老年女性的髋关节活动度可能受限，难以取截石位或者髋关节完全外展的蛙式位，这种情况可以尝试胸膝侧卧位。如遇骨盆前方器官脱垂，可戴无菌手套进入阴道复位脱垂器官，使导尿管顺利插入。严重的阴道萎缩和硬化性苔藓可造成阴道口狭窄从而影响暴露。对于翻开阴唇会产生疼痛的患者，可在阴道口局部应用利多卡因凝胶（插管前5min）。

4.3.3.2 操作频率和其他注意事项

正常情况下单次导尿引流的尿量不应超过500mL。膀胱过度充盈可能会影响膀胱的供血，增加感染风险。当液体摄入量增加或给予利尿剂时，间歇导尿的频率也应随之增加。为了使每次导尿量低于500mL，患者通常每天导尿4～6次，或遵医嘱。

需要主动实施预防尿路感染工作，比如改进液体摄入。"正确摄入液体"与导管护理工作相关，但迄今还没有多少证据支持这个说法。适当地摄入液体能稀释尿液，抑制细菌生长。同时也确保不断生成尿液向下排泄，形成冲洗效应。液体摄入不足会导致便秘，引起导尿管受压、闭塞和扭结，从而影响尿液引流。有趣的是，只要液体摄入量充足就能防止尿液浓缩，与液体摄入类型无关。在过去的十年，蔓越莓果汁一直是某些研究的焦点和推荐饮品。

关于蔓越莓防治或逆转泌尿系感染作用的研究结果各不相同。蔓越莓汁能酸化尿液，因此成为导管护理建议的一部分。已有证据表明要达到充分的抑菌效果，需要高浓度的蔓越莓成分，因此专业护理人员应该注意常规提倡饮用蔓越莓汁。蔓越莓的作用机理是防止病原体粘附继而定植于泌尿道等黏膜表面。蔓越莓还可以抑制细菌的肠道定植，而泌尿系病原体多来源于肠道菌群。需要注意的是，蔓越莓汁仅对小部分菌群有作用。对于部分患者，如易于形成草酸盐或尿酸结石的患者，禁用蔓越莓汁。对于正在接受抗凝治疗的患者，也同样禁用蔓越莓汁，不推荐使用。因此，必须根据每个患者的具体情况给予相应的建议。总的来说，蔓越莓是相对安全的天然药物，能治疗和缓解泌尿道感染、结石或分泌物生成过多等病情。

4.4 相关标准操作流程

4.4.1 间歇性导尿技术

1. 目的与适用范围

制定操作规范的目的是帮助患者寻找最佳的方法保持或改善膀胱功能，有规律地排出残余尿液，防止膀胱过度充盈，减少泌尿系统和生殖系统的感染，使患者更好地适应社会生活并尽可能满足职业需要。

2. 名词释义

间歇性导尿是指在无菌或清洁的条件下，定时将导尿管经尿道插入膀胱内，使膀胱有规律地排空尿液的方法。该技术普遍应用于脊髓损伤和其他神经瘫痪的患者。

3. 流程

（1）必需品：导尿管（成人12F或14F）、一次性弯盘、利尔康消毒液、无菌棉球、无菌手套、速干手消毒剂、医疗垃圾桶、治疗车。

（2）操作流程（表4-3）：

表4-3 间歇性导尿技术操作流程

序号	操作要求	要点与说明
1	洗手，戴口罩	
2	确认患者并解释：至患者床旁，核对床号姓名；对于无法正常沟通的患者，两人核对腕带信息，解释操作目的和方法	至少同时使用两种患者身份识别方式
3	评估：评估患者的饮水和排尿情况、既往排尿问题、膀胱充盈度、会阴部皮肤情况	
4	告知：告知患者导尿的原因、目的及过程，指导配合，并签署导尿知情同意书	
5	准备并检查用物：洗手，准备并检查用物，检查各种物品是否在有效期内，外包装是否完好，有无潮湿、破损	尿管使用型号：成人12F～20F，小孩8F～10F
6	环境：保护患者隐私，保暖	

序号	操作要求	要点与说明
7	体位： （1）曲膝仰卧位，脱对侧裤腿，暴露会阴部。 （2）清洗会阴部：清洗尿道口和会阴，暴露尿道口，用消毒棉球擦拭尿道口及周围皮肤。 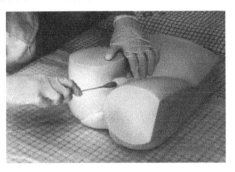 （3）再次洗手，戴手套。 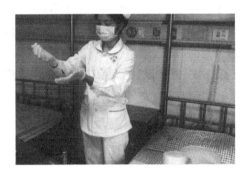 （4）插导尿管：女性患者每次插入2～3cm，直到尿液开始流出为止（插入3～5cm），再插入1～2cm；男性患者握住阴茎，使其与腹部呈45°，慢慢将导尿管插入尿道开口中，每次插入2～3cm，直到尿液开始流出为止（插入18～20cm），再插入2～3cm。 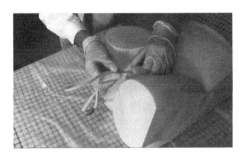	在拔出导尿管时若遇到阻力，可能是尿道痉挛所致，应等待5～10min再拔管。拔管过程中如尿液再次流出，暂停拔管直至尿液流尽

序号	操作要求	要点与说明
7	（5）当尿液停止流出时，可以将导尿管抽出1cm，确定是否仍有尿液流出，然后将导尿管慢慢拉出。 （6）将导尿管取出后丢弃在医疗垃圾桶，整理裤子、床单位。	
8	观察与记录：尿液量、性质、颜色	每次导尿情况需要记录在专用的排尿记录表上，如遇下列情况应及时报告处理：出现血尿；尿管插入或拔出失败；插入导尿管时患者出现疼痛加重并难以忍受现象；泌尿道感染、尿痛；尿液浑浊、有沉淀物、有异味；下腹部或背部疼痛，有烧灼感

4. 质控要点

操作过程中动作要轻柔，避免损伤患者尿道。

5. 质检表（表4-4）

表4-4　间歇性导尿技术评分标准

科室：　　　　　　　　　　　　　　　　　　　　　　　　　　　　　　　　姓名：

项目	总分	技术操作要求	权重				得分	备注
			A	B	C	D		
操作过程	90	洗手，戴口罩	4	3	2	0		
		确认患者	4	3	2	0		
		评估	5	3	1	0		
		告知	5	3	1	0		

续上表

项目	总分	技术操作要求	权重				得分	备注
			A	B	C	D		
操作过程	90	准备并检查用物	5	3	1	0		
		摆放体位	5	3	1	0		
		清洁、消毒会阴	10	6	2	0		
		清洁、消毒尿道外口	10	6	2	0		
		插尿管	10	6	2	0		
		拔尿管	10	6	2	0		
		安置患者	6	4	2	0		
		观察并记录	10	6	2	0		
		整理用物	6	4	2	0		
评价	10	操作动作熟练、省力	4	3	2	0		
		沟通有效	3	2	1	0		
		关心病人感受	3	2	1	0		
总分	100							

主考教师：　　　　　　　　　　　　　　　　　　　考核日期：

6. 附件

（1）评估记录单（表4-5）

表4-5　间歇性导尿术教育及评估记录单

姓名：　　　　性别：　　　　年龄：　　　　病区：　　　　床号：　　　　住院号：

患者/家属填写部分：

1. 你是否清楚间歇性导尿术的目的？　　　　　是 □　　否 □

2. 你是否清楚间歇性导尿的程序？　　　　　　是 □　　否 □

3. 你是否清楚间歇性导尿术的护理？　　　　　是 □　　否 □

4. 你是否清楚间歇性导尿术的并发症？　　　　是 □　　否 □

5. 你是否清楚如何处理并发症？　　　　　　　是 □　　否 □

6. 你是否满意护士对间歇性导尿术的有关讲解？是 □　　否 □

7. 你是否有信心施行间歇性导尿术？　　　　　是 □　　否 □

评估日期：　　　　　　　　　　病人或家属签名：

责任护士填写部分：

1. 环境预备

　　良好□　　　　满意□　　　　合格□　　　　不满意□　　　　欠佳□

2. 洗手程序

　　良好□　　　　满意□　　　　合格□　　　　不满意□　　　　欠佳□

3. 物品预备

　　良好□　　　　满意□　　　　合格□　　　　不满意□　　　　欠佳□

4. 体位准备

　　良好□　　　　满意□　　　　合格□　　　　不满意□　　　　欠佳□

5. 施行程序

　　良好□　　　　满意□　　　　合格□　　　　不满意□　　　　欠佳□

评估日期：　　　　　　　　　　需再评估：是□　否□

护士姓名：

（2）护理记录单（表4-6）

表4-6　间歇性导尿术护理记录单

姓名：　　　性别：　　　年龄：　　　病区：　　　床号：　　　住院号：　　　年　月

日期	时间	饮水量/mL	导尿前排尿			导尿记录						残余尿/mL	护士签名
			尿量/mL	次数	其他	尿液颜色			尿液透明度				
						黄色	茶色	其他	清澈	沉淀	其他		

（3）饮水计划

以下饮水计划是患者进行间歇性导尿前需准备及实施间歇性导尿期间所要遵从的，以避免膀胱因不能排尿而过度膨胀，有损其功能。

①饮水计划中每日饮水量约1500～1650mL。

②饮水包括所有流质，如粥、汤、果汁、牛奶等，如饮用了以上流质，要减去相应的饮水量，以保持饮水量为每日1500mL。

③晚上8：00后尽量不要饮水，避免膀胱夜间过度膨胀。

④不要饮用利尿饮品，如茶、汽水、含酒精饮品、糖水、薏米水、西瓜汁等。

⑤饮水计划见表4-7。

表4-7　饮水计划表

时间	饮水量/mL	每隔4～6h排小便
上午7：00	200	排小便
上午8：00	200	
上午10：00	200	
上午11：30	200	排小便
下午13：30	200	
下午4：00	200	排小便
下午6：00	200	
下午8：00	100	排小便
凌晨12：00		排小便

注：1500mL=8杯水。

4.4.2　指力扩肛技术

1. 目的与适用范围

制定本操作规范的目的是规范照护者为病人进行肛管扩张时应遵行的操作程序，以帮助解除患者粪便嵌塞，减轻患者痛苦。

2. 名词释义

扩肛是指用手指或器械扩张肛管，用于肛肠疾病检查、治疗或手术后。

3. 流程

（1）用品：治疗车、石蜡油、医用纱布、检查手套、小垫、医疗垃圾桶、生活垃圾桶、屏风（按实际情况准备）。

（2）操作流程（表4-8）：

表4-8 指力扩肛技术操作流程

序号	操作要求	要点与说明
1	洗手，戴口罩	
2	确认病人并解释：至病人床旁，核对床号、姓名，向病人解释扩肛的目的及配合方法	取得病人配合
3	评估病人：评估病人的病情、合作程度及排便情况	
4	准备并检查用物：回处置室，洗手，准备并检查各种物品是否在有效期内，外包装是否完好，有无潮湿、破损	
5	核对病人：携车和物品至病人床旁，请病人说出床号、姓名，护士复述其床号、姓名，核对腕带信息。对于无法正常沟通的病人，两人核对腕带信息	
6	安置体位：尊重病人意愿遮挡屏风，协助病人将裤子脱至膝部，取左侧，臀部靠近床沿，曲膝，在臀下垫小垫，为病人盖被子，暴露臀部	（1）保护病人隐私。（2）垫小垫以避免污染床单位
7	润滑手指：做好卫生后消毒，戴手套，将石蜡油倒在纱布上，润滑双手食指	
8	暴露肛门：左手持干纱布分开病人臀裂，暴露肛门，评估肛门及周围皮肤黏膜情况 	

序号	操作要求	要点与说明
9	扩肛： （1）嘱病人深呼吸，右手食指触压肛门使病人适应及放松，然后伸入右手食指，以环形挤压一周。 （2）方法一：伸入左手食指，两手指同时轻柔缓慢地外旋，在肛门后正中位向相对方向用力牵扯，停留3～5min。以3～4个手指可顺畅进入肛门为宜。方法二：用右手食指自肛门插入直肠约3～4cm，手指顺着肠壁及肛周括约肌以顺时针方向或逆时针方向旋转2～3圈。 （3）扩肛时动作要轻柔，当插入困难时不能强行插入，可遵医嘱在右手食指涂少许利多卡因凝胶，轻柔缓慢地按揉肛缘1min，然后再将食指轻轻插入肛门内	（1）避免损伤肛管黏膜。 （2）以环形挤压一周可使括约肌松弛。 （3）按揉肛缘可使肛门放松，令括约肌松弛。 （4）每个点都要进行环形按摩，指力作用于3点、6点、9点、12点处部位，进行重点扩肛动作。每天可做2～3次，每次刺激持续3～5圈，约1min，直至内括约肌放松，排气，排便
10	观察：扩肛过程中注意观察病人反应并倾听病人主诉	
11	安置病人：撤小垫弃于医疗垃圾桶内，脱手套；协助病人穿衣，取舒适体位；整理床单位，感谢病人配合	便于病人呼叫医护人员
12	记录	
13	整理用物：推车回处置室，整理用物，洗手	

4. 质控要点

（1）扩肛过程中注意观察病人反应并倾听病人主诉。

（2）扩肛时动作要轻柔，避免强行插入。

5. 质检表（表4-9）

表4-9 指力扩肛技术评分标准

科室： 姓名：

| 项目 | 总分 | 技术操作要求 | 权重 | | | | 得分 | 备注 |
			A	B	C	D		
操作过程	90	洗手，戴口罩	3	2	1	0		
		确认病人并解释	5	3	1	0		
		评估病人	6	4	2	0		
		准备并检查用物	6	4	2	0		
		核对病人	4	3	2	0		
		安置体位	8	6	3	0		
		润滑手指	6	4	2	0		
		暴露肛门	5	3	1	0		
		扩肛	25	15	5	0		
		观察	10	6	2	0		
		安置病人	4	3	2	0		
		记录	4	3	2	0		
		整理用物	4	3	2	0		
评价	10	操作动作熟练、省力	4	3	2	0		
		沟通有效	3	2	1	0		
		关心病人感受	3	2	1	0		
总分	100							

主考教师： 考核日期：

第5章　穿脱衣服训练

5.1　穿脱上衣训练

5.1.1　穿脱开衫训练

1. 评估

（1）评估老年人的身体状况和病情、意识状态、肢体肌力情况、配合能力、体型以及合适的衣服、体位。

（2）评估环境：温度适宜，无对流风，床帘。

（3）询问二便，并评估老年人心理状况。

2. 告知

告知老年人操作的目的、方法、注意事项、配合方法。

3. 准备

（1）照护者：着装整洁，洗手，戴口罩。

（2）环境：清洁、舒适，关好门窗。

（3）物品：清洁手套、清洁衣服、护理车。如图5-1所示。

4. 实施

评估老年人（图5-2）：根据老年人的体型，选择合适、清洁、舒适的衣服，保护老年人隐私，取半坐卧位或端坐位。

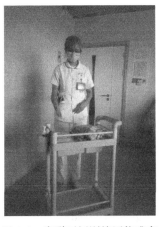
图5-1　穿脱开衫训练用物准备

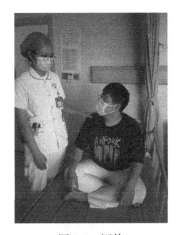
图5-2　评估

（1）套头式穿衣法

①衣服内面朝外，衣领置床尾方向，如图5-3所示。

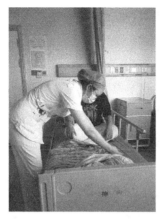
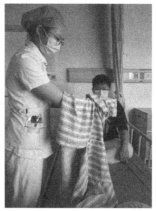

图5-3　套头式穿衣准备

②协助老年人先穿双上肢（一侧肢体活动障碍时，先患侧，后健侧），如图5-4所示。

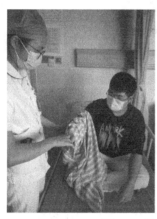
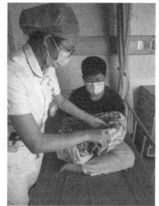

图5-4　穿双上肢衣服

③把双侧袖子拉到手肘处；将衣服从头部套入，再将衣服从后背往下拉整齐；系好前胸扣子；拉好衣服并整理好。如图5-5所示。

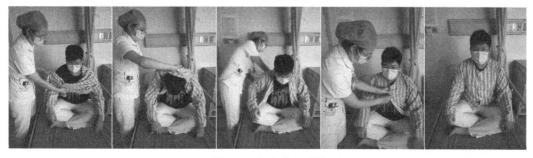

图5-5　套头式穿开衫

（2）后背式脱衣法

先把前胸扣子打开；再把两侧袖子拉到手肘处，后背衣服拉至肩部，将衣领从头部脱出；协助老年人脱下双侧袖子（一侧肢体活动障碍时，先患侧，后健侧）；整理好老年人衣物及床单位，关注老年人的感受。图5-6为操作示意。

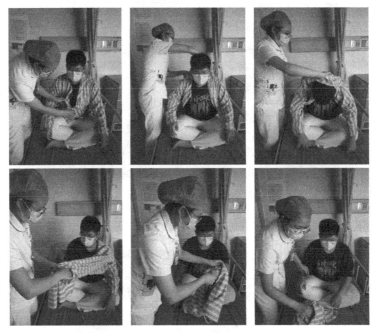

图5-6　后背式脱衣法

5.综合评价

操作熟悉；关爱老年人，动作匀速；老年人舒适，愿意配合；关注老年人的反应，有无疼痛感等；异常情况处理及效果。

6.注意事项

切勿掀开全部被子，以防老年人着凉。操作过程中动作要轻柔。一侧肢体活动障碍时，先患侧，后健侧；观察老年人的呼吸，如出现呼吸困难、紫绀等异常情况，应立即停止操作并采取相应护理措施。与老年人进行充分的沟通，取得老年人同意，尊重老年人。不可强行掀开被子，或强行脱下老年人衣服。关好门窗，设置屏风，必要时请其他人离开病房，保护老年人隐私。

5.1.2　穿脱套头衫训练

1.评估

（1）评估老年人的病情、意识状况、心理状况、配合程度、体型，以及合适的套头衫、体位。

（2）评估环境：温度是否适宜、有无对流风、有无床帘或屏风。

（3）询问二便。

2.告知

告知老年人操作的目的、方法、注意事项、配合方法。

3.准备

（1）操作者：着装整洁，洗手，戴口罩。

（2）环境：清洁、舒适。

（3）物品：清洁的套头衫、护理车。

4.实施

（1）脱套头衫

评估老年人，根据老年人体型，选择宽松、舒适的套头衫。老年人坐在有靠背或扶手的床或椅子上，臀部坐满椅子的2/3，将套头衫整理平顺。脱衣时，在颈部后方将套头衫向上拉紧，老年人身体朝向前，低下头，用健肢把套头衫从头顶向前拉出；健肢拉着套头衫的后下边，向前拉，将健侧袖子脱下；最后，健肢将患侧袖子脱下，如图5-7所示。

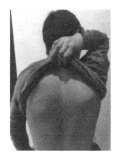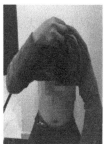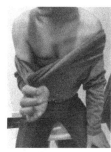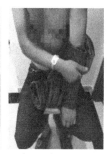

图5-7　脱套头衫

（2）穿套头衫

先整理套头衫，将其正面向下置于双腿上，下摆朝向腹部，领口在远端；健肢将套头衫后底边向上卷起，露出对侧袖孔；患肢放到袖孔内，健肢将衣袖向上拉到肘部并将患肢穿出袖口；健肢穿入另一只衣袖；将套头衫从底边向领口收拢，身体向前，低下头将套头衫从头部套入；整理套头衫。如图5-8所示。

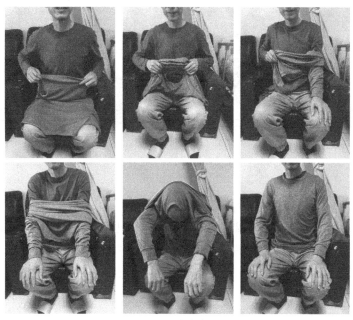

图5-8　穿套头衫

5. 观察

观察老年人的意识状况、双手活动情况，躯体有无不适等。老年人如出现呼吸费力、口唇紫绀等，应立即停止操作并作相应处理。

5.2 穿脱裤子训练

5.2.1 协助能站立老年人脱、穿裤子的方法

1. 检查

检查老年人当前有无不舒服，是否清醒，双下肢有无力，是否肥胖；老年人是否能配合。图5-9为肌力检查操作示意。

2. 沟通

告知老年人为什么要脱、换裤子。

3. 准备

（1）环境准备：关好门窗以防着凉，必要时关（开）空调，请旁人离开。

（2）用物准备：大小长短合适的裤子，如图5-10所示。

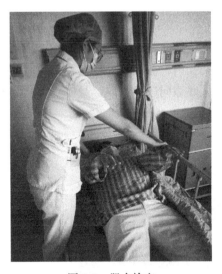
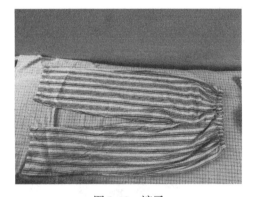

图5-9　肌力检查　　　　　　　　　图5-10　裤子

4. 实施

（1）能站立老年人脱裤子的方法

帮助老年人坐于床沿，解开裤子的纽扣或拉链，尽量拉下裤子，使臀部露出；老年人身体前倾，手扶着凳子站起，裤子自然落下或由照护者帮助把裤子拉下；老年人坐到床边，把活动灵活侧的脚从裤子中移出，照护者帮助把活动不灵活侧的脚从裤子中移出。如图5-11所示。

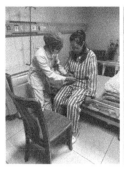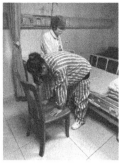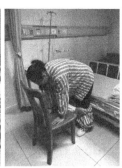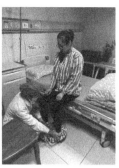

图5-11　能站立老年人脱裤子方法

（2）能站立老年人穿裤子的方法

照护者将裤腿从裤脚往上折，先帮助老年人把活动不灵活的脚放进裤管，再把活动灵活的脚放进裤管；老年人沿着床边站起，身体前倾，手扶住凳子，照护者帮助提起裤子至老年人舒服位置，系好扣子或带子，穿好的裤子长短合适，如图5-12所示。照护者帮助老年人上床并取舒服姿势，整理床上被褥及物品，开窗通风，如图5-13所示。

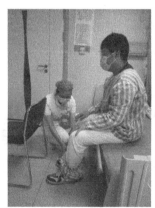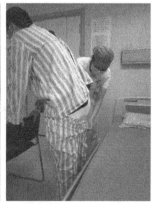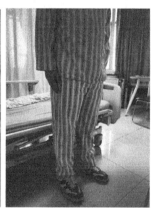

图5-12　能站立老年人穿裤子方法

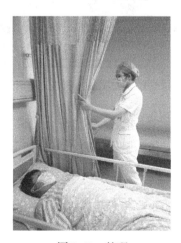

图5-13　整理

5. 相关注意事项

避免在旁人面前脱、穿裤子；注意要防跌倒；裤子大小长短合适，过长的裤脚容易绊倒。

5.2.2 卧床老年人脱、穿裤子的方法

1. 检查

检查老年人当前有无不适；神志是否清醒，双下肢是否有力，体型是否肥胖；老年人能否配合。

2. 沟通

告知老年人为什么要脱、穿裤子。

3. 准备

（1）环境准备：关好门窗以防着凉，必要时关（开）空调，请旁人离开。

（2）用物准备：大小合适的裤子。

4. 实施

（1）卧床老年人脱裤子的方法一（老年人能配合抬臀）

照护者解开老年人裤子的纽扣或拉链；帮助其抬高臀部，把裤子尽量往下拉，先将活动灵活的脚从裤管移出，一只手将活动不灵活的下肢提起，另一只手将裤子拉出。如图5-14所示。

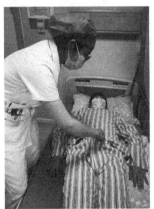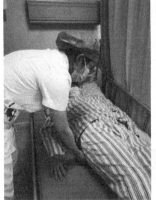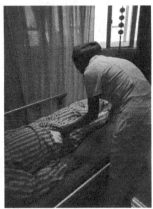

图5-14　卧床老年人脱裤子方法一

（2）卧床老年人脱裤子方法二（老年人不能配合抬臀）

照护者帮助老年人取患侧卧位，把健侧裤子尽量往下拉，再翻另一侧，把患侧裤子尽量往下拉；老年人取平卧位，照护者一只手将老年人双下肢托起，另一只手将裤子拉出，如图5-15所示。

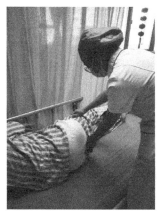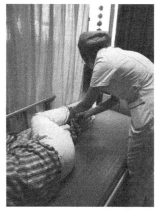

图5-15　卧床老年人脱裤子方法二

（3）卧床老年人穿裤子方法一（老年人能配合抬臀）

照护者将裤头与裤脚捏在一起，一只手把活动不灵活的脚抬起，另一只手捏着裤脚往脚上套；老年人把活动灵活的脚伸进裤管，抬高臀部；照护者帮助老年人把裤子拉至舒适位置，并系好裤带或纽扣，协助老年人取舒服体位，整理床上被褥及物品，拉开床帘，保持通风，如图5-16所示。

（4）卧床老年人穿裤子方法二（老年人不能配合抬臀）

老年人取平睡体位，照护者一只手把活动不灵活侧脚抬起，另一只手将裤头与一条裤脚捏在一起往脚上套，老年人把活动灵活侧脚伸进裤管，卧向健侧；照护者帮助老年人把患侧裤头拉至舒服位置，然后协助老年人翻向另一侧，把对侧的裤头拉至老年人舒服位置，整理好裤头，系好扣子或带子；帮助老年人取舒服卧位，整理床上被褥，拉开床帘，保持通风。如图5-17所示。

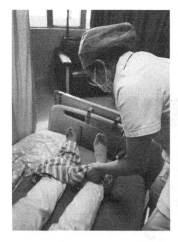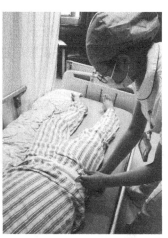

图5-16　卧床老年人穿裤子方法一　　　　图5-17　卧床老年人穿裤子方法二

5. 注意事项

避免在旁人面前脱、穿裤子；防止老年人坠床；裤子大小长短合适。

5.3 相关知识链接

5.3.1 和尚服的使用目的

考虑老年人穿脱方便性及舒适性，建议老年人居家或住院时穿着和尚服。和尚服裤子为收脚裤，能够有效规避老年人因裤脚过长而引发跌倒。和尚服上衣为系带式，既能减少因纽扣、拉链等物件引起的不舒适及压力性损伤，使老年人卧床休息时更为舒适，又能适当地锻炼老年人使用双手进行系带等精细动作。

5.3.2 如何选择合适的和尚服

（1）和尚服最好选用柔软的棉质，且颜色尽量避开黑色、红色等色彩低沉或太艳丽的颜色，可选用湖蓝色、淡绿色、粉红色等柔和的颜色，能够给老年人带来愉悦的心情，同时可方便照护者随时观察老年人皮肤、排泄的情况。选择标准可参照婴儿和尚服标准，如图5-18所示。

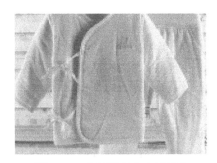

图5-18　参照婴儿和尚服标准

（2）和尚服上衣最好选择左侧系带，方便老年人自行操作（中国人多为右利手）。裤子收脚口选择比老年人踝围多2~3cm的收脚裤，方便穿脱。

（3）如老年人为长期卧床且大小便失禁患者，建议采用类似婴儿的"开裆裤"，可大大减少照护者反复穿脱裤子更换尿布的工作量。且在条件适合的前提下，可适当暴露皮肤，减少因长期处于潮湿、密封环境下而导致的失禁性皮炎等皮肤问题。

5.3.3 穿和尚服指引

穿上衣：老年人最好坐于两边有扶手及靠背的椅子上，臀部坐满椅子的前2/3。根据习惯，老年人自行决定先穿左侧或右侧衣服，穿好衣服后扯平左右腋边衣角，系带。如图5-19所示。

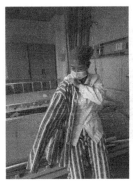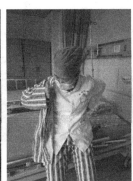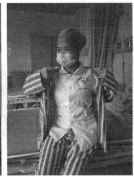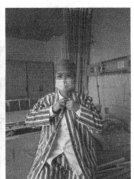

图5-19　穿和尚服上衣

　　穿裤子：老年人双手将裤腿从裤脚向上折收，将脚伸入折收好的裤腿内，并提到腘窝处；采用同样方法穿好另一侧裤腿；老年人自行站起，站稳2～3s，双膝微曲，提起腘窝处的裤子。如图5-20所示。

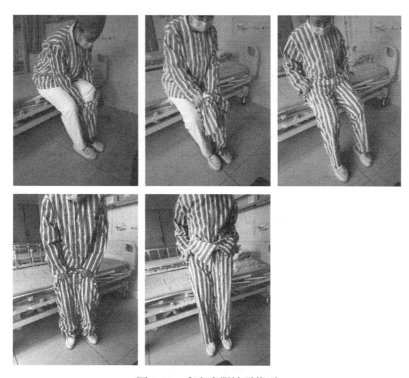

图5-20　穿和尚服裤子指引

5.3.4　脱和尚服指引

　　脱上衣：解开系带，左手抓住左侧衣服开边中上2/3处，然后脱至肩下15cm左右，右手从背后抓住左侧袖口脱下左侧衣服，身体前倾，顺势脱下右侧衣袖，如图5-21所示。脱衣服左右顺序可根据个人习惯自行调整。

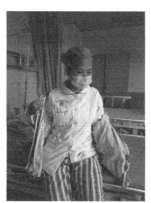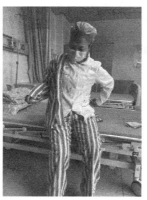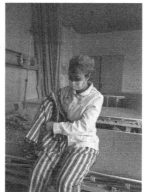

图5-21　脱和尚服上衣指引

脱裤子指引：老年人站立，双手拇指插入裤腰两侧，将裤子脱至臀下后坐稳，然后稍弯腰将裤子脱至于腘窝处，再脱至脚踝下，如图5-22所示。

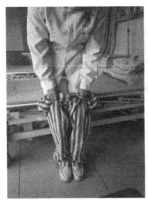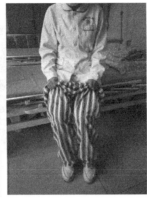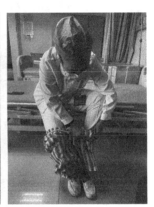

图5-22 脱和尚服裤子指引

5.4 相关标准操作流程

5.4.1 套头式穿衣法和后背式脱衣法使用技术

1. 目的与适用范围

制定本操作规范的目的是改善老年人穿脱衣的舒适度，照护者可省时、省力，提高照护工作效率。本方法适用于偏瘫、不配合、体型大、行动不便的老年人穿脱衣服。

2. 必需品

准备清洁手套、清洁衣服、护理车。

3. 操作流程（表5-1）

表5-1 套头式穿衣法和后背式脱衣法操作流程

序号	操作要求	要点与说明
1	核对：确认老年人身份并解释操作目的及方法	
2	评估： （1）老年人的身体状况或病情、意识状态、配合能力、体型、合适的衣服、体位。 （2）评估环境：温度适宜，无对流风，床帘。 （3）询问二便	
3	告知：操作的目的、方法、注意事项、配合方法	
4	准备： （1）照护者：着装整洁，洗手，戴口罩。 （2）环境：清洁、舒适。 （3）物品：清洁手套、清洁衣服、护理车	

续上表

序号	操作要求	要点与说明
5	实施：评估老年人，根据其体型，选择合适、清洁的衣服，保护其隐私，摇高床头取半坐卧位或坐位。 （1）套头式穿衣法：衣服内面朝外，一侧肢体活动障碍时，先患侧，后健侧，先穿双上肢，把袖子拉到手肘上，将衣领穿过头部，再往后背下拉，系好前胸扣子，拉好衣服并整理好。 （2）后背式脱衣法：打开前胸扣子，将两侧袖子拉到手肘处，后背衣服拉到肩部，再将衣服从头部脱出	老年人若有以下情况，则不考虑使用此种穿脱衣方法： （1）头部留置多条管道； （2）颈部、腰部损伤
6	操作完成后，指导一侧肢体偏瘫老年人练习手法，并交代注意事项，整理床单位	鼓励老年人主动参与，训练其在偏瘫状态下的主观能动性
7	整理用物：推车回处置室，整理用物，洗手	
8	综合评价： （1）操作熟悉。 （2）关爱老年人，动作匀速，病人舒适。 （3）老年人配合	

4. 质控要点

操作过程中动作要轻柔，评估老年人的意识程度，观察其呼吸，如出现呼吸困难、紫绀等异常情况，应立即停止操作并采取相应护理措施。

5. 质检表（表5-2）

表5-2 套头式穿衣法和后背式脱衣法操作考核评分标准

被考核者：　　　　　　主考老师：　　　　　　　　　时间：

项目	总分	技术操作要求	权重				得分	备注
			A	B	C	D		
操作过程	90	着装规范，洗手	10	6	4	0		
		确认老年人身份	10	6	4	0		
		评估老年人身体状况和病情、合作程度，解释	10	6	4	0		
		询问二便	10	6	4	0		
		合适的体位	10	6	4	0		
		用物及环境准备	10	6	4	0		
		穿衣时先穿患肢，后穿健肢	10	6	4	0		

续上表

项目	总分	技术操作要求	权重				得分	备注
			A	B	C	D		
		穿脱衣时间不超过2min	10	6	4	0		
		协助老年人：取舒适体位，整理床单位、衣物，洗手	10	6	4	0		
整体评价	10	操作动作熟练	4	3	1	0		
		沟通有效	3	3	1	0		
		关爱老年人感受	3	2	1	0		
总分	100							

5.4.2 穿脱裤子操作技术

1. 目的

制定本操作规范的目的是规范照护者为老年人穿脱裤子时应遵循的操作程序，以保证老年人整洁、舒适以及安全。

2. 必需品

准备大小合适的裤子。

3. 操作流程（表5-3）

表5-3 穿脱裤子操作流程

序号	操作要求	要点与说明
1	洗手，戴口罩	
2	检查并沟通：检查房间的环境，调节空调温度，或者关上门及窗户，避免着凉；房间内无旁人；询问老年人是否需要解大小便，告诉老年人为什么要脱、换裤子	避免在旁人面前脱、换裤子
3	准备并检查用物：干净的衣物（裤子长短大小合适）	
4	脱裤子： （1）能站立部分配合老年人：①帮助老年人坐于床沿，解开裤子的纽扣或拉链，尽量拉下裤子，使臀部露出；②让裤子落下，身体前倾，健侧的手扶着凳子站起，让裤子落到脚踝处；③坐到床边上，把健侧的脚从裤子中脱出；④用健侧的手抓住患侧的脚靠近身体，使患侧的脚从裤子中脱出。 （2）绝对卧床老年人：①请老年人抬高臀部，将内外裤一起往下拉后脱除；②若老年人无法抬高臀部，应将老年人翻向一侧后脱下对侧裤子，再翻向另一侧脱下对侧边裤子	先脱活动灵活侧裤子，再脱活动相对不灵活侧裤子

续上表

序号	操作要求	要点与说明
5	穿裤子： （1）能站立部分配合老年人：①裤子较宽松，老年人坐稳床边，将活动不灵活的腿置于活动灵活侧膝上，用活动灵活侧的手将裤管一点点套入活动不灵活的脚上；②将活动灵活的脚一点点穿入另一裤管，用手将裤子往上拉；③老年人靠着床边站起，将裤子往上提，拉上裤链或扣好扣子；或者老年人靠床边站起，可由照护者帮助提起裤子，将裤子拉到老年人舒服位置，系好带子或纽扣。 （2）卧床老年人：先穿活动不灵活侧裤子，再穿活动相对灵活侧裤子，帮助老年人抬高臀部以便将裤子拉到舒服位置，拉上裤链或系上腰带。若老年人无法抬高臀部，应将老年人翻向一侧穿好对侧边裤子，再翻向另一侧穿好对侧边裤子	先穿活动不灵活侧裤子，再穿活动相对灵活侧裤子

4.质控要点

避免在旁人面前脱、穿裤子。先脱活动灵活侧裤子，再脱活动不灵活侧裤子。先穿活动不灵活侧裤子，再穿活动灵活侧裤子。

5.质检表（表5-4）

表5-4 穿脱裤子操作评分标准

科室： 　　　　　　　　　　　　　　　　　　　　　　　　姓名：

项目	总分	技术操作要求	权重				得分	备注
			A	B	C	D		
操作过程	90	洗手，戴口罩	4	3	2	0		
		沟通	6	4	2	0		
		检查	6	4	2	0		
		准备裤子	6	4	2	0		
		协助老年人脱裤子	20	12	4	0		
		协助老年人穿裤子	20	12	4	0		
		整理床上物品	4	3	2	0		
		留意老年人有无不舒服	8	6	3	0		
		动作熟练、省力	11	8	4	0		
		沟通有效	3	2	1	0		
		保护老年人的隐私	2	1	0	0		
评价	10	能正确执行脱衣原则	6	4	2	0		
		操作熟练有效	4	3	2	0		
总分	100							

主考教师： 　　　　　　　　　　　　　　　　　　　　　考核日期：

第6章　床椅转移与体位管理

6.1　体位管理训练

6.1.1　体位管理基础知识

体位一般指人的身体位置和姿势，在临床上通常指的是根据治疗、护理以及康复的需要，所采取并能保持的身体位置和姿势。体位变换是指定期改变坐或卧体位，以缓解或再分配压力而改善舒适度。部分老年人因疾病或身体机能退化，不能自主变换体位和维持良好的姿势，不正确的翻身或未做好体位定位管理易引起压力性损伤、呼吸功能下降、肌肉挛缩、精神紧张等并发症的发生。因此在照护老年人时，照护者需考虑其需要帮助程度，协助其做好体位变换；同时根据老年人肢体肌力、痉挛程度等，利用良好的定位垫来维持正确的姿势，分散受压部分压力，缓解肌肉紧张，提高老年人的舒适感。

6.1.2　体压分散管理

6.1.2.1　体压分布

体压分布就是当人坐在座椅或是躺在卧具上时，座椅或卧具对人体各部分压力的大小及其分布状态。体压分布与压力性损伤、舒适程度及安全都息息相关。因此照护者在做体位管理时，应了解照护对象在坐位和不同卧位时的体压分布，哪些部位是压力集中的部分。卧位时体压主要分布在臀部、腰部及左右肩胛等主要受力部位，特别是骨头突起的部位。若人处于仰卧位，体压则主要分布于骶骨和尾骨、肩胛骨、脚踝、后枕骨、肘部；若人处于侧卧位，则大转子、外侧脚踝、肩、肋骨、骨盆为主要受力部位；若人处于俯卧姿势，则胸骨、膝盖骨、内侧脚踝会承受比较大的压力。

6.1.2.2　体压分布测试

医院或敬老院都没有身体压力测试系统，在照护老年人实际工作中，照护者该如何来测量体压分布？根据日本下元佳子理疗师和中国台湾陈筱蓉老师的指导，照护者可通过徒手测压方法，初步判断老年人的体压分布。根据照护者手心与老年人身体接触时手心所产生的压力感觉来判断其体压分布。如图6-1所示，照护者戴抚平手套或滑布手套，手心向上，插入老人与床或椅子之间，感受手部压力，并比较身体不同部位的体压变化，判断其体压分布。

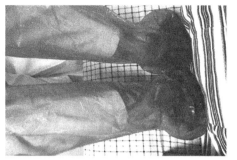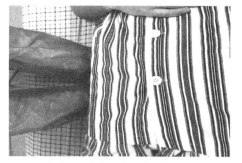

（a）戴抚平手套或滑布手套　　　　　　（b）插入老人与床或椅子之间，
　　　　　　　　　　　　　　　　　　　　　　感受手部压力

图6-1　徒手测压方法

6.1.2.3　分散体压的方法

1. 选择良好的定位垫

定位垫（包括床垫）是分散局部压力的重要工具，也是预防压力性损伤的重要措施之一。国内常用的定位垫有气垫床、动静态新型医用床垫和棉枕芯、气圈、水圈、海绵垫、高分子体位垫、凝胶垫、翻身枕、糜子垫等。建议在选择定位垫时考虑老年人的体重和体型，选择软硬适中、填充物具有流动性且不会触底的床垫和垫子，接触皮肤的包裹物通透性良好。因为在实施体位管理时，比较硬的定位垫会使身体压力无法充分分散；过于柔软的垫子则会使老年人无法得到放松，肌肉紧张也不会消失。

2. 正确放置定位垫

放置定位垫时，身体头部、肩部及髋部要保持相同的角度，并考虑身体重量和身体间隙部位，使定位垫承受头部、上肢、下肢的重量，有效地分散体重，让身体停止移动，如图6-2所示。

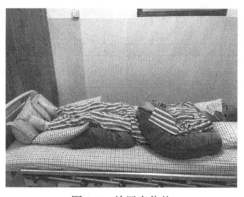

图6-2　放置定位垫

在放入定位垫后，身体未充分贴合，定位垫无法充分地分散体重，并且身体与定位垫、床垫之间存在一定角度，会产生剪切力，特别是挛缩严重、肌张力大的肢体。通过缓慢转动并稍微按压身体，让身体重量充分转移到定位垫上；然后戴上护理手套插入体压集中部位进行体压分散，以达到降低剪切力和分散体压的效果。如图6-3所示，对体压集中部位进行体压分散的操作步骤如下：

（1）头部除压：双手放在头两侧，轻轻转动头部。

（2）肩、背部除压：照护者手掌心朝上，顺序：近侧肩胛部—对侧肩胛部—腰部。

（3）臀部除压：一只手扶住老人对侧髋部，另一只手伸进老人臀部以弧形方式抚平，顺序：近侧臀部—骶尾部—对侧臀部。

（4）四肢除压：双手以环抱式伸进四肢肢体后，从上往下轻轻转动四肢并稍加压力，让重量充分转移到定位垫上。

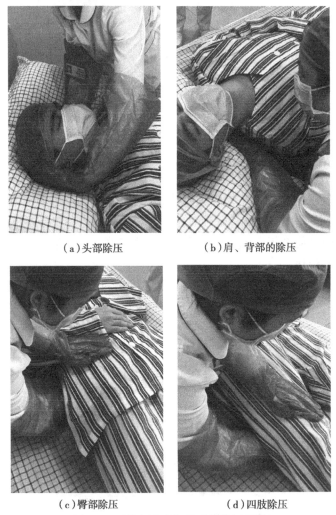

（a）头部除压　　　　　　　　（b）肩、背部的除压

（c）臀部除压　　　　　　　　（d）四肢除压

图6-3　对体压集中部位进行体压分散

3.保持肢体功能位，缓解关节痉挛

照护者根据人体力学的要求，让身体支撑部位承受重量，避免让活动的关节承受重量，并使头、躯干、上下肢维持在功能位置，避免关节及肌肉痉挛。如右侧肢体偏瘫及痉挛的老年人侧卧位时，应将偏瘫及痉挛的上肢肘关节尽可能维持伸直，手腕部稍屈曲，手指放松打开，上肢高度不能超过肩膀，下肢膝关节弯曲，避免因长期卧床而发生足下垂和肩内收等畸形。

4.保证照护对象舒适与安全

舒适是人在某种环境中保持平静、安宁的生活状态，维持身心健康，没有疼痛，没有焦虑，一种轻松自在的感觉。如在协助老年人转移或改变体位时，不能使用蛮力将其抬起、拖拽，应运用力学原理，制作稳定的支撑面，将转移部分的重量一点点转移并发出动作。如翻身时，将骨盆的重量移到脚上，一边将胸廓的重量转移到头部，一边变换体位，如图6-4所示。稳定脊柱和骨盆，保持正确的身体姿态和重心，重心向身体前方下降。这样可以减少肌肉紧张，降低不适感，并保证照护对象安心和安全。

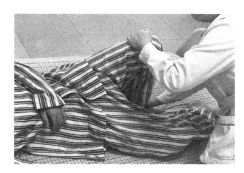 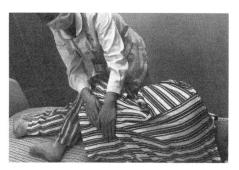

（a）制作支撑面，把骨盆的重量移动到脚底　　（b）将胸廓的重量转移到头部，再变换体位

图6-4　制作支撑面，改变老人卧位

6.1.3　卧床老年人各种体位（平卧位、侧卧位）摆放

对老年人实施各种体位可预防或减少痉挛和畸形的出现，保持躯干和肢体功能状态，预防压疮、坠积性肺炎、肌肉痉挛等并发症及继发性损害的发生。

6.1.3.1　脑卒中偏瘫的老年人良肢位摆放

在脑卒中的恢复过程中，老年人会出现肢体痉挛、共同运动和联合反应，限制其肢体主动活动，而早期利用或抑制某些基础反射、注意正确体位可预防和减轻这种痉挛模式的出现和发展，为下一步更积极的治疗奠定良好的基础。良肢位正是由此出发，以运动生理学、运动条件反射形成和消退的原理为依据，为防止对抗异常痉挛模式的出现而设计的一种治疗性体位。

1.仰卧位

如图6-5所示，此时老年人身体重心最低，稳定性好，便于床上擦浴、洗头等日常照护，但易引起骶尾部、外踝等部位压力性损伤。同时也由于重力作用，老年人下肢常处于外旋位和异常反射活动，不利于偏瘫肢体的康复。老年人头部置于枕上，面向患侧肢体，放松患侧上肢，患侧上肢肩关节外展45°，肩胛骨下垫一枕头，腕肘部关节伸直，手指伸展分开；患侧下肢、腰部和髋部下垫长形三角枕，防止髋部外旋；小腿外侧可置小楔形垫，防止患侧下肢外展；保持下肢伸直位，避免踝关节悬空；脚尖向上，防止足下垂，脚底避免接触任何东西。

2.健侧卧位

老年人偏瘫躯干不能有效支撑身体，因此在背部应使用定位垫有效支撑，推荐使用30°斜面的定位垫。老年人头部置于枕上，健侧肢体在下，患侧上肢前伸，肩前屈约90°，腋下垫软枕，手掌向下自然伸展，腕掌避免悬空；躯干后侧垫一长方形枕，保持躯干处于中正位；腰部空隙可垫一小枕头；患侧下肢髋膝关节屈曲，膝关节和小腿下垫软枕，健侧下肢可放在自觉舒适的位置，如图6-6所示。

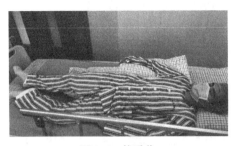
图6-5 仰卧位

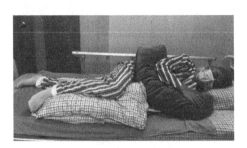
图6-6 健侧卧位

3. 患侧卧位

患侧卧位能拉长缩短的偏瘫躯干，增加感觉输入和放松健侧肢体，方便老年人活动。老年人头部置于枕上，患侧肢体在下，并垫一软枕，使患侧肩和肩胛骨向前伸，前臂往后旋，上肢前伸大于90°，手掌向上，手指展开；躯干后侧垫一长方形软枕，保持躯干处于中正位；腰部空隙可垫一小枕头；下肢呈迈步位，健侧在前，患侧在后，健侧下肢髋膝关节屈曲，膝关节和小腿下垫软枕，避免压迫患侧下肢，如图6-7所示。

4. 床上坐位

坐起之前，先进行适应性训练，将床头抬高30°，维持15～30min，2～3天无明显不适可增加高度，每次增加15°，逐渐增加至90°。床上坐位时，背部垫好软枕，保持躯干伸直，头部无须支持固定，患侧上肢置于床前桌子，必要时可用软枕支撑，如图6-8所示。

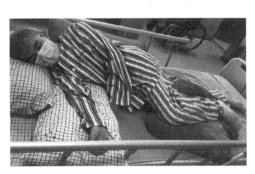
图6-7 患侧卧位

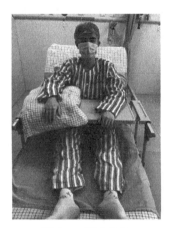
图6-8 床上坐位

5. 注意事项

（1）体位摆放应至少2h更换一次，以免发生压力性损伤。

（2）枕头应柔软，大小、厚薄合适。

（3）摆放体位时，避免拖、拉、拽，以防摩擦力和剪切力造成老年人皮肤损伤。

（4）注意仰卧位容易出现压疮的位置（肩背部、骶尾部、大腿根部、足跟），要保持干净、干爽，尽量避免长时间仰卧。

（5）患侧卧位时一定要将老年人适当翻身，以免长时间受压，产生疼痛，影响患侧上肢循环。

（6）健侧卧位时一定要注意患肢的细节以及各关节抗痉挛摆放。

6.1.3.2 老年人卧位摆放

1. 平卧位摆放（图6-9）

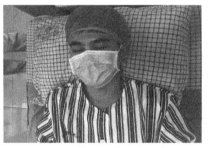

（a）头部垫一枕头，颈部凹陷处有支撑。驼背者肩胛之间垫小枕

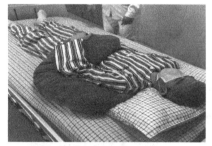

（b）偏瘫痉挛上肢用月牙枕垫起肩部、前臂，上肢外展，腕关节伸直，手指松开放在定位垫上

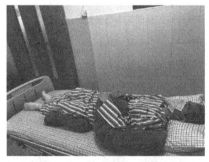

（c）从大腿根部放入波浪枕，调整波浪枕，使其紧贴大腿根部，分散骶尾部压力

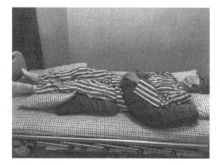

（d）双小腿垫枕头，避免踝关节悬空，保持双下肢处于伸直位

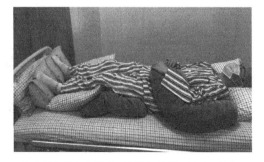

（e）双足底垫小枕头，预防足下垂，同时，检查身体体压分布，分散头部、肩胛骨、臀部、踝关节等部位的体压

图6-9 老年人平卧位摆放

2. 侧卧位（左侧卧位）摆放（图6-10）

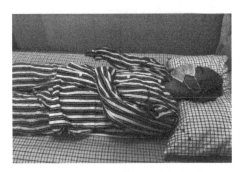

（a）老年人处于侧卧位，头偏向左侧

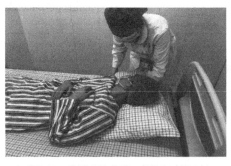

（b）将软枕置于老年人头下，使颈部凹陷处有适当支撑

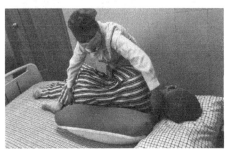

（c）将斜面为30°的翻身枕纵向垫在老年人背部

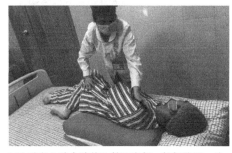

（d）手掌心贴合髂前上棘和肩部，轻轻按压，让其身体与背部枕头尽量贴合

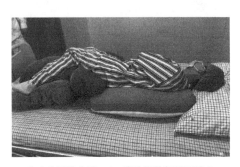

（e）右下肢曲膝30°，将波浪枕折叠后放入

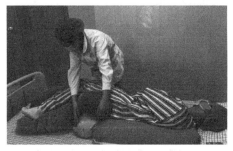

（f）小枕头放在右侧臀部空隙处

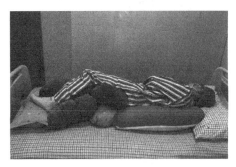

（g）足底垫一小枕，预防足下垂

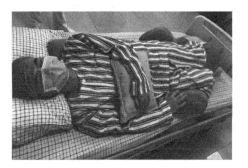

（h）检查髋部和肩部压力，可在床垫下放置小枕头分散压力，将痉挛上肢放置在枕头上

图6-10　老年人侧卧位摆放

6.1.4 床上移动训练

6.1.4.1 移向床头法

移向床头法适用于长期卧床尤其是处在半卧位的老年人，身体常常下滑至床尾，而又不能自行改变体位，需由照护者协助移动，帮助其保持舒适的体位。

1.双臂肌力正常的卧床老年人自行向床头移动（图6-11）

（1）卧床老年人处在平卧位，如病情不允许则将床头靠背放低至最低角度。

（2）枕头横立于床头，保护老年人的头部，避免碰撞。

（3）照护者站在床的一侧，指导老年人仰卧曲膝，双手握住床头挡板或抓住床沿，双脚用力抵床，双臂用力，抬起身体，身体向床头方向移动。

（4）照护者将枕头归置正常，抬高床头，协助老年人取舒适卧位。

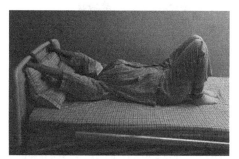 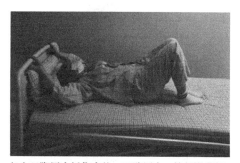

（a）枕头立于床头，老年人仰卧曲膝，双手伸向　　（b）双脚用力抵住床垫，双臂用力，抬起臀背部，
头顶握住床头挡板　　　　　　　　　　　　　　　身体向床头方向移动

图6-11　自行向床头移动

2.双臂肌力减弱的卧床老年人由照护者协助向床头移动

（1）卧床老年人处在平卧位，如病情不允许则将床头靠背放低至最低角度。

（2）枕头横立于床头，保护老年人的头部，避免碰撞。

（3）照护者站在床的一侧，双脚分开一前一后，呈弓箭步，指导患者仰卧曲膝，双手握住床头挡板，或抓住床沿，或搭在护士肩部，照护者一只手托在老年人肩下，另一只手托住臀部下方，让老年人双脚用力抵床，双臂用力，抬起身体，照护者托住老年人顺势向床头移动。

（4）照护者将枕头归置正常，抬高床头，协助老年人取舒适卧位。

3.借助滑动布向床头移动

滑动布是一种协助卧床者改变体位的有效工具，此布使用特殊材料加工，使布料更滑、更牢固。灵活运用滑动布，既可以减轻照护者的劳动强度，更省力，又可以减少卧床者的不适感，预防压疮发生。

（1）使用方法

①将滑动布对折成三折，开口侧朝向照护者。

②将滑动布铺在卧床者和床接触面最大的后背和臀部下面，通过移动滑动布或轻推卧床者就可轻松实现向床头移位、平卧到侧卧的体位变化。

③完成体位转换后协助卧床者取舒适体位，在腰部和大腿的缝隙间交替式斜向慢慢抽出滑动布即可。

④滑动布使用后需清洗和消毒，折叠放好，方便携带。

（2）操作过程及方法

①如病情不允许老年人处在平卧位，则将床头靠背放至最低角度。

②枕头横立于床头，保护老年人的头部，避免碰撞。

③将滑动布对折后放入老年人身下，抚平，确保头、双脚等部位均在滑动布上。

④老年人自身不能活动时，将其双侧手臂轻轻托起置于腹部，双腿曲膝；照护者站在床尾的右侧，呈弓字步，左手托住老年人臀部下方，右手放在老年人的膝盖下方，利用腰部力量往床头方向轻推老年人，如图6-12所示。

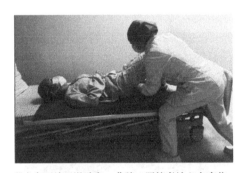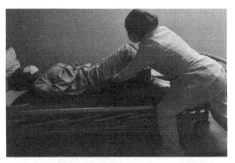

（a）身下放置滑动布，曲膝，照护者站立在床位
右侧，呈弓字步

（b）左手托住老年人臀部下方，右手放在膝盖
下方，往床头方向轻推老年人

图6-12　借助防滑布移向床头方法一

⑤老年人体重较轻时还可以使用另一种方法：将其双侧手臂轻轻托起置于腹部，双腿曲膝；照护者站在床头的右侧，呈弓字步，双手抓住滑动布的上层，利用腰部力量往床头方向拉动滑动布，老年人即随滑动布移向床头，如图6-13所示。

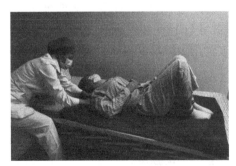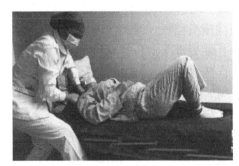

（a）站立在床头右侧，双手抓住滑动布上层

（b）往床头方向拉动滑动布，老年人即移向床头

图6-13　借助滑动布移向床头方法二

⑥移动体重较重的老年人时，可借助滑动布、长毛巾等进行辅助。照护者将长毛巾对折后穿过老年人大腿下方，双手抓住长毛巾两端，将其固定在老年人大腿下方，呈弓字步，利用腰部力量，斜向上拉长毛巾，老年人即往床头移动。如图6-14所示。

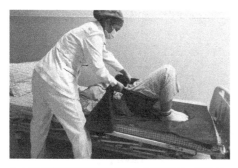
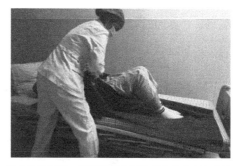

（a）长毛巾对折后穿过老年人大腿下方，抓住毛
巾两端

（b）呈弓字步，利用腰部力量往床头方向斜向上拉
长毛巾

图6-14 借助长毛巾移向床头

6.1.4.2 卧床老年人翻身训练

卧床老年人缺少下床活动行走的机会，慢慢会出现器官功能减退、肌肉萎缩、关节挛缩、压疮、坠积性肺炎、足下垂等并发症，最终导致不能活动，卧床不起。而预防卧床不起的第一步就是翻身，协助老年人改变体位。

1. 翻身概念

翻身是指翻转身体，有平卧位、仰卧位、侧卧位、俯卧位几种不同体位的改变。

2. 翻身三要素

为了更好地理解翻身的机理，我们可以回想一下婴儿的翻身动作。婴儿学会翻身前，仰卧位是手脚挥舞，双腿上抬，用手抓住双脚拉向自己的嘴，为了使双脚更靠近嘴巴，就会抬起头和肩，结果身体不稳定，倒向一侧，翻身为侧卧位。如果你是照护者，在为卧床老年人提供协助时要充分利用无意识的一系列翻身动作。若能指导并协助老年人利用以下三个动作翻身（图6-15、图6-16），左右摇晃身体，利用惯性带动自己翻身，你将不需要使用很大的力气，这样可大大减轻你的照护负担，同时不会因长期照护老年人需要经常协助其翻身而导致腰痛等。

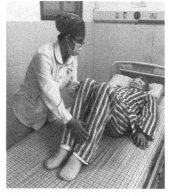
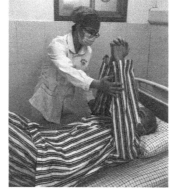
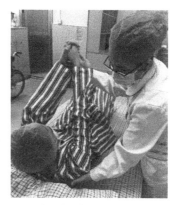

（a）协助老年人立起双膝，脚后跟尽
量靠近

（b）指导老年人举起双臂，手指交
叉，健侧带动患侧

（c）指导老年人用力抬起头肩

图6-15 翻身三要素动作指导图

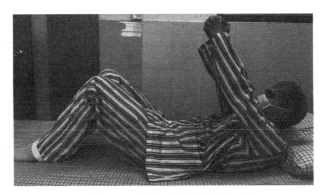

图6-16　翻身三要素效果图

（1）双膝尽量立起：双膝能自行立起或由照护者协助立起，双膝并拢，尽量使脚后跟靠近臀部。

（2）双臂尽量上举：双臂自行上举或由健侧手托起患侧手上举，同时双手十字交叉。

（3）头和肩抬起：头和肩一起抬起。

3. 翻身方法

作为照护者，需要定期协助卧床老年人进行翻身，如果仅仅依靠个人力量来改变其体位，将会加重照护者的腰部负担，从而导致腰痛、过度劳累等。本文将以照护者协助翻身的用力指数对翻身法进行分类。用力指数是指照护者用力由轻到重用1～10来表示，1表示需要用力很少，10表示需要用很大的力气。

（1）自主翻身法

适用对象：身体虚弱、轻度偏瘫的老年人。

用力指数：不需照护者用力，或只需用一点点力气就可以协助老年人完成翻身动作，用力指数为1～2。

（2）用力协助翻身法

适用对象：中度以上偏瘫、下半身偏瘫以及四肢偏瘫能抬头的老年人。

用力指数：需要照护者使用一定的力气就可以协助老年人完成翻身动作，用力指数为3～6。

（3）安静护理协助翻身法

适用对象：意识丧失或需要完全协助的老年人。

用力指数：需要照护者使用一定的力气才可以协助老年人完成翻身动作，用力指数为7～10。

4. 翻身前准备

（1）评估老年人的翻身练习意愿，了解配合程度，告知其翻身的重要性及好处。照护者应告知其翻身的重要性：可以预防长期卧床引发的一系列并发症，同时通过翻身训练可以逐步恢复身体机能、促进肠蠕动以及为下床活动做好准备。尽量调动老年人翻身练习的意愿，获得最大程度的配合，如此可减轻照护者的负担，也可以提升卧床老年人的生活、生存质量。

（2）评估老年人的身体情况：照护者为老年人翻身前注意查看其床单的整洁度及身

体情况，如神志、伤口、皮肤、留置的管路、骨折部位、肢体活动情况等。照护偏瘫老年人时，要检查哪些动作能做，哪些动作不能做，以及头和肩的活动情况，充分了解能够活动的部分，帮助其恢复到与卧床前一样、与社会活动有联系的"普通生活"状态。

（3）评估老年人翻身三要素的完成情况：照护者翻身前要评估老年人的三要素的完成情况，确认其能够完成的动作，例如某一右侧偏瘫老年人，左侧肢体、头、肩活动正常，要评估其翻身三要素的动作完成情况，评估如下：

①双膝尽量立起：左膝可以立起，右膝在照护者的协助下可以立起。

②双臂尽量上举：左臂可以举起，右臂在左手的托举下可以举起。

③头和肩可以抬起。

达到以上条件者，就可以对其进行翻身训练。

（4）评估翻身协助辅具：对现有条件中可以协助翻身的辅具进行评估，根据省力原则进行选用，比如翻身板、床单、人力情况等。

5. 不同翻身法的训练

（1）偏瘫老年人的翻身训练法（自行翻身）

①向患侧翻身训练（图6-17）

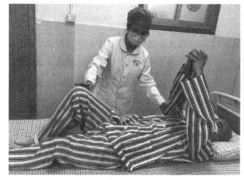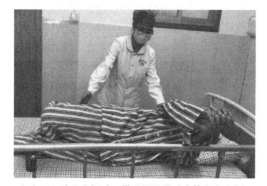

（a）指导老年人健侧肢体膝关节立起来，双臂举　　（b）双上肢左右摆动，借助惯性带动身体翻向患侧，
　　起伸直，患侧拇指压在健侧拇指上，健侧上　　　　健侧下肢跨向患侧，调整老年人的姿势
　　肢用力

图6-17　向患侧翻身训练

a. 老年人仰卧，双手叉握，患侧手拇指压在健侧拇指上；

b. 双上肢伸直，指向天花板，下肢弯曲；

c. 双上肢向患侧摆动，借助惯性带动身体翻向患侧；

d. 健侧下肢跨向前方，调整为患侧卧位。

②向健侧翻身训练（图6-18）

a. 老年人仰卧，用健侧脚钩住患侧小腿；

b. 双上肢伸直，指向天花板，双手叉握，患侧手拇指压在健侧拇指上；

c. 双上肢向健侧摆动，同时伸健侧下肢，借助惯性带动身体翻向健侧。

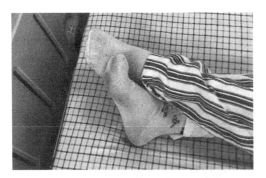
（a）指导老年人健侧脚钩住患侧小腿及脚背

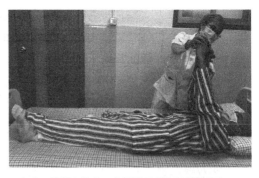
（b）双臂举起伸直，患侧拇指压在健侧拇指上，健侧上肢用力

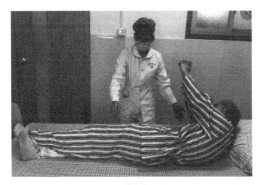
（c）双上肢左右摆动，健侧下肢伸直，借助惯性带动身体翻向健侧，调整老年人的姿势

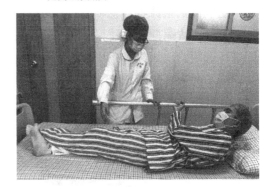
（d）或健侧上肢抓握床栏，健侧下肢伸直，借助床栏带动身体翻向健侧，调整老年人的姿势

图6-18　向健侧翻身训练

（2）偏瘫老年人的翻身训练法（照护者协助法）

图6-19为偏瘫老年人翻身训练法的操作示意。

a. 照护者协助老年人仰卧，按翻身三要素摆好基本姿势，双手叉握，患侧手拇指压在健侧拇指上，双上肢伸直，指向天花板，下肢膝盖屈曲；

b. 照护者站在老年人将要侧卧方向的床边，一只手轻轻地放在老年人立起的膝盖上，另一只手放在老年人的腰臀部，慢慢将老年人的手臂和膝盖向照护者的身前引导；

c. 协助完成翻身动作：照护者一边观察老年人的情况，一边使其身体完全转向侧卧方向。照护者的双手要一直放在老年人的膝盖和手臂上，直至翻身动作完成。

注意：翻身动作完成后，照护者需要根据卧位情况给予摆放肢体功能位，使被照护者处在舒适状态。

（3）下半身瘫痪老年人的翻身训练方法（自行翻身）

确认下半身瘫痪的老年人完成翻身三要素的动作情况：

①双膝均不能立起；

②双臂均能上举；

③头和肩能抬起。

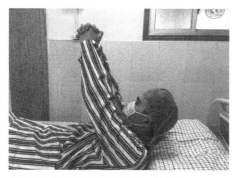

（a）指导或协助双臂举起伸直，患侧拇
　　指压在健侧拇指上，健侧上肢用力

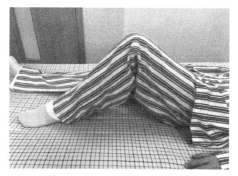

（b）指导或协助老年人立起一侧膝关节

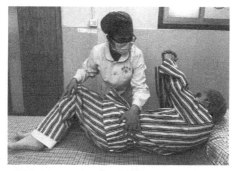

（c）照护者站立在老年人的肩腰部一侧，一只手放在老年人的膝盖上，另一只手放在老年人
　　腰臀部，指导老年人在左右摇晃身体的同时利用惯性带动自身翻向照护者一侧

图6-19　照护者协助偏瘫老年人翻身训练

当头和肩抬起，双臂落下时，身体能较好地转动，具体操作如图6-20所示。

a.老年人仰卧，首先双手相握，向准备翻身方向的对侧斜上举；

b.斜上举的双手快速落下，同时头肩抬起；

c.上半身扭转带动下半身，使腰和瘫痪的双腿转向翻身侧，或借助护栏带动腰及下
半身转向翻身侧。

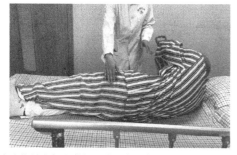

（a）指导老年人举起双臂，当头肩抬起时双臂落下，
　　左右转动身体，利用上半身带动腰及下半身转向
　　翻身侧

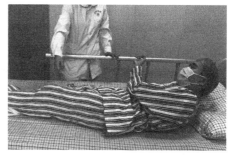

（b）利用床栏等硬件，借助护栏带动腰及下半身
　　转向翻身侧

图6-20　下半身瘫痪老年人自行翻身训练

（4）下半身瘫痪老年人的翻身训练方法（照护者协助法）

图6-21为协助下半身瘫痪老年人翻身训练操作示意。

a. 老年人仰卧，照护者站在翻身侧协助其两脚交叉，将翻身方向对侧的脚放在另一只脚上，指导两手相握，向准备翻身方向的对侧斜上举。

b. 斜上举的双手从斜上方向对侧斜下方用力摆动，快速向下落的同时头肩抬起。

c. 上半身和腰扭转带动下半身，使腰和瘫痪的双腿转向侧方，照护者站在翻身侧观察老年人的活动翻身状态，在其力量不足时给予引导，如伸手给予腰部或腿部进行协助。

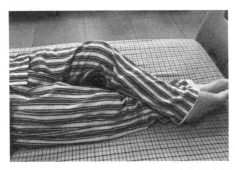

（a）协助老年人两脚交叉，将翻身方向对侧的脚放在另一只脚上

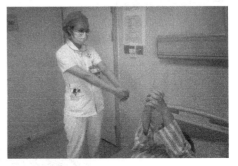

（b）指导或协助老年人双臂举起伸直，患侧拇指压在健侧拇指上，健侧上肢用力

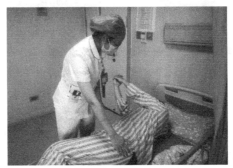

（c）照护者站立在老年人翻身侧的肩腰部位置一侧，指导老年人抬起头和肩，慢慢将肩和腰向自己身前引导，完成翻身，调整老年人姿势

图6-21 协助下半身瘫痪老年人翻身训练

（5）四肢瘫痪老年人的翻身训练方法（照护者协助法）

本方法适用于头和肩能抬起的卧床老年人。

四肢瘫痪的卧床老年人很难完成自行翻身动作，需要照护者提供帮助，但是只要他的头和肩能活动抬起，尽量让他完成力所能及的事情，从翻身原则考虑，想办法协助弥补翻身三要素中的条件，尤其是三要素之一的"头和肩抬起"的动作。

a. 老年人取仰卧位，照护者站在翻身侧，将其两脚交叉摆放，将翻身方向对侧的脚放在另一只脚的上面；

b. 把老年人的对侧手放在其腹部，如图6-22a所示；

c. 姿势摆好后，照护者站在老年人的肩与腰的中间位置，同时指导老年人抬起头和肩，慢慢将肩和腰向自己身前引导，完成翻身动作，如图6-22b所示；

d. 摆放肢体功能位：协助老年人翻身后，根据卧位的情况给予摆放肢体功能位，使其处在舒适状态。

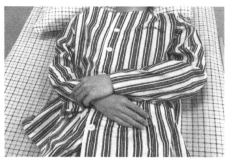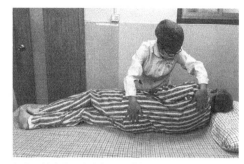

（a）协助老年人两手交叉，放在腹部，或将老年人对侧的手放腹部上

（b）照护者站立在老年人翻身侧的肩腰部位置一侧，指导老年人抬起头和肩，慢慢将肩和腰向自己身前引导，完成翻身，调整老年人姿势

图6-22　协助四肢瘫痪老年人翻身训练

（6）特殊卧床老年人的翻身训练方法（两人协助法）

本方法适用于体重比较轻的卧床老年人，图6-23为操作示意。对于头和肩不能抬起，四肢偏瘫卧床、昏迷、四肢及脊柱骨折等重症或需要完全协助的老年人，要使用特殊的方法进行翻身。

a. 两人站立在床的同侧，一人托住老年人的颈肩部和腰部，另一人托住臀部和腘窝，两人同时将老年人稍抬起并移向自己，整理好留置的各种管路；

b. 两人分别扶住老年人的肩、腰、臀和膝部，轻推老年人转向对侧，使其背向照护者；

c. 在老年人腰部、两膝关节间放置软枕等，在骨关节处放置减压垫，预防压疮发生；

d. 肢体功能位摆放：在完成翻身动作后，照护者需要根据卧位情况给予摆放肢体功能位，同时使老年人处在自然舒适的状态。

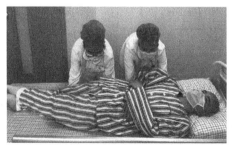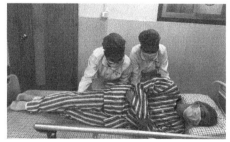

（a）两人分别站立在老年人肩腰部和臀部位置一侧，一人托住老年人的颈肩部和腰部，另一人托住臀部和腘窝，同时将老年人稍微抬起并移向自己

（b）两人分别扶住肩、腰、臀和膝部，轻轻地推老年人转向对侧，使其背向照护者，摆放好良肢位

图6-23　两人协助特殊卧床老年人翻身训练

（7）特殊卧床老年人的翻身训练方法（中单协助法）

本方法适用于体重比较重的卧床老年人，图6-24为操作示意。

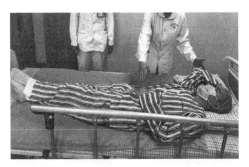

（a）在老年人身体下铺好中单，将其近侧手臂放
至同侧头部，对侧手臂放于胸前

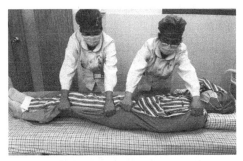

（b）一人手握老年人肩部和腰背部对应水平线中单，一
人手握老年人臀背部和下肢大腿膝盖对应水平线中单

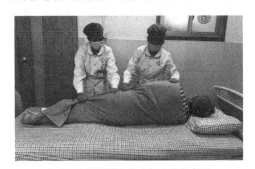

（c）两人同时用力将老年人翻向自己

图6-24　利用中单协助特殊卧床老年人翻身训练

　　a. 两人分别站立在床的两侧，将中单或对折后的床单垫于老年人肩背、大腿部位的下方；

　　b. 两人分别一手握住老年人肩部对应水平线的床单，一手握住臀部对应水平线的床单，将老年人移向要翻身的对侧床沿，然后拉起床栏，整理好留置的各种管路，确保安全；

　　c. 两人同时站到要翻身的一侧，将老年人近侧手臂放至同侧头部，对侧手臂放于胸前；

　　d. 一人手握老年人肩部和腰背部对应水平线的床单，一人手握老年人大腿膝盖和臀部对应水平线的床单，同时将老年人翻向照护者，并移动老年人的臀部使其处在床的中心位置；

　　e. 摆放肢体功能位：翻身后，照护者还要协助老年人摆放肢体功能位，并使其处于自然舒适状态。

（8）卧床老年人的翻身方法（滑动布协助法）

图6-25为滑动布协助法操作示意。

a. 将滑动布对折成三折后，平整放置在老年人身下，抚平，保证老年人的头、双脚等部位均在滑动布上；

b. 照护者站在床的右侧，拉起对侧的床栏，左手抓起老年人肩部和腰背部对应水平线的第一层滑动布，右手抓老年人腰背部和臀部对应水平线的第一层滑动布，将滑动布拉向照护者一侧，同时将老年人翻向对侧；

c. 固定好体位，协助老年人各肢体摆放功能位后将滑动布从老年人身下抽出即可。

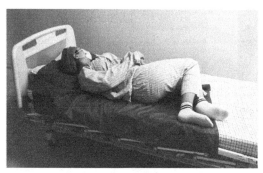

（a）将滑动布对折置于老年人身下，抚平

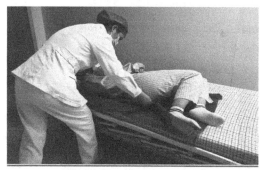

（b）双手抓起滑动布第一层，拉向照护者一侧的同时将
老年人翻向对侧

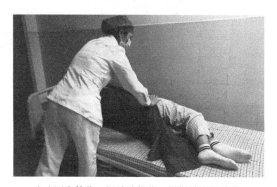

（c）固定体位，摆放功能位，慢慢抽出滑动布

图6-25 利用滑动布协助卧床老年人翻身

6.2 床椅转移训练

床椅转移训练的目的是安全移动老年人，增加其活动范围，满足其社交和户外活动的需要。

6.2.1 一侧肢体偏瘫老年人独立坐起方法（健侧坐起）

图6-26为老年人自行坐起操作示意。

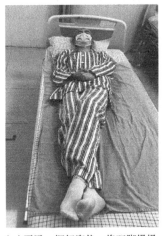
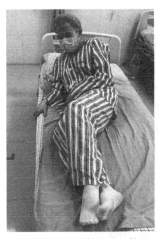
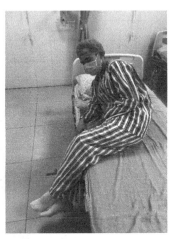

（a）平卧，摆好姿势，将双脚慢慢挪动至床沿，同时头部向另一侧床沿挪动

（b）用健侧前臂支撑自己的体重，头、颈和躯干向上方侧屈

（c）用健侧腿将患侧腿移动到床沿下

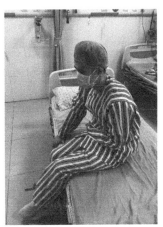
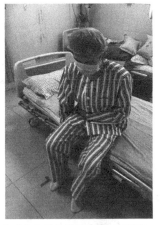
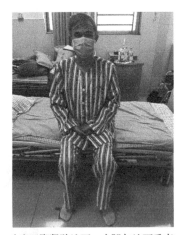

（d）健侧手臂抓住床铺床沿，抬起上半身，待上半身完全抬起后将身体转向正面

（e）左右慢慢挪动身体，双脚贴紧地面，调整至舒适坐姿

（f）双脚紧贴地面，小腿与地面垂直

图6-26 老年人自行坐起方法

6.2.2 协助老年人坐起

图6-27为协助老年人从床上坐起操作示意。

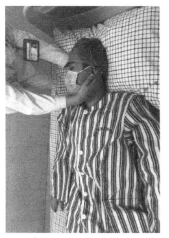 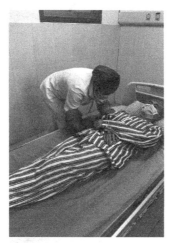 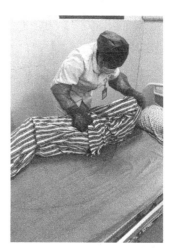

（a）照护者站在老年人下床方向一侧，将老年人的头部轻轻转向自己一侧

（b）老年人双手交叉放在腹部，照护者将老年人的上半身与下半身逐次移向床沿

（c）扶住老年人的肩膀和腰部的同时，将肩膀向上抬，使其缓慢起身

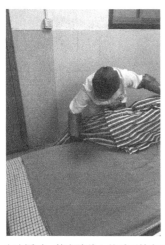 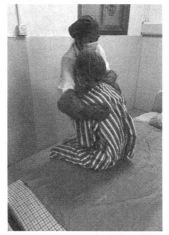 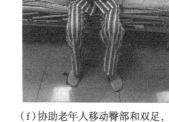

（d）同时，扶在膝盖上的手开始向下移动，带动老年人的双脚落地

（e）照护者扶住老年人双侧肩部，协助其坐起

（f）协助老年人移动臀部和双足，稳定坐姿

图6-27 协助老年人从床上坐起

6.2.3 协助老年人从床转移到轮椅

图6-28为协助老年人从床转移到轮椅操作示意。

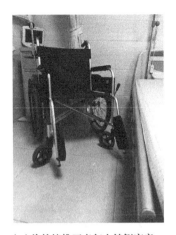

（a）将轮椅推至老年人健侧床旁，
与床边呈30°~45°，刹车、收
起脚踏板

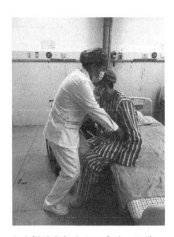

（b）帮助老年人坐于床边，双脚
着地，脚稍稍后撤，身体略向前
倾，照护者背屈面向老年人站立，
双下肢分开位于老年人患腿两
侧，稍下蹲

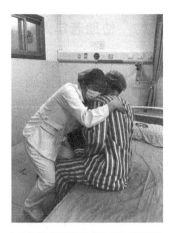

（c）照护者双膝夹紧老年人患侧膝
外侧并固定，轻轻地摆动躯干2~3
次

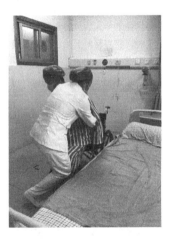

（d）照护者以足为轴慢慢旋转躯
干，使老年人背部转向轮椅，
臀部正对轮椅正面

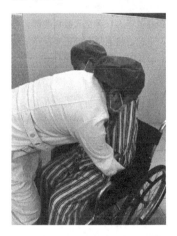

（e）左右移动老年人臀部，使其慢
慢挪移至轮椅后2/3，后背向
后靠

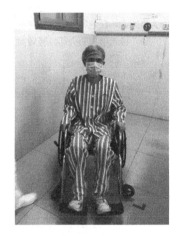

（f）帮助老年人坐好，翻下脚踏板，
将老年人双脚放于脚踏板上，
摆放良肢位

图6-28　协助老年人从床转移到轮椅

6.2.4　协助老年人从轮椅转移到床

图6-29为协助老年人从轮椅转移到床操作示意。

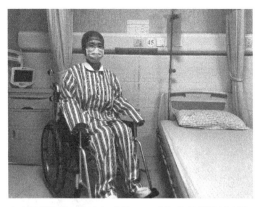

（a）把轮椅推至床边与床呈30°，老年人健侧靠近床边，
刹车固定轮椅，脚踏板向上抬起

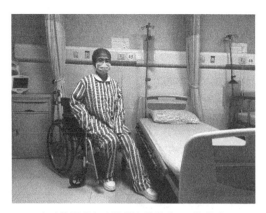

（b）协助老年人臀部向前移动，双脚落地

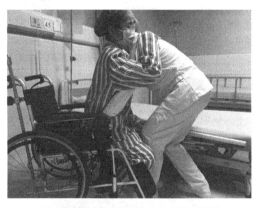

（c）照护者用膝盖抵压住老年人患侧膝盖

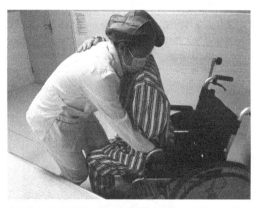

（d）老年人患侧的手搭在照护者肩上，让老年人用健
侧的手握住轮椅的扶手，身体向前倾

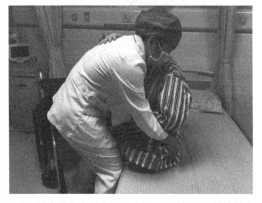

（e）照护者抱住老年人的腰胯部，以健侧脚为轴旋转身
体，并带动老年人的患侧膝移向床边

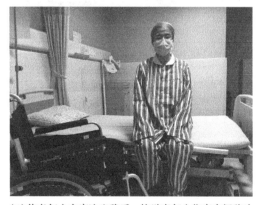

（f）待老年人在床边坐稳后，协助老年人往床中间移动

图6-29　协助老年人从轮椅转移到床

167

6.2.5 协助老年人从椅子转移到椅子

图6-30为协助老年人从椅子转移到椅子操作示意。

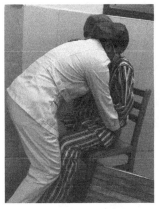

（a）老年人身体前倾，照护者轻轻扶住老年人腰胯部慢慢往椅子前1/3的位置移动

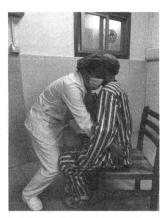

（b）老年人扶住照护者肩膀部，健侧肢体倾向要转移的椅子方向

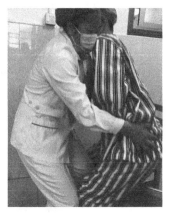

（c）照护者脚摆工字步，前脚顶住老年人的患肢，双手环抱老年人腰胯部，前后摆动1～2次，以足为轴慢慢旋转躯干，使老年人臀部移至旁边椅子

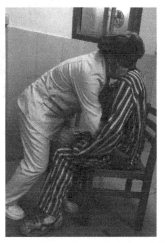

（d）缓慢左右挪动老年人臀部，直至背靠椅背

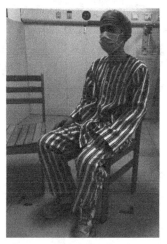

（e）老年人双腿自然分开，小腿与地面垂直

图6-30 协助老年人从椅子转移到椅子

6.3 相关知识链接

1. 人体力学与自然照护技术的概述

人体力学是基于人体生理解剖学、理论物理学的知识，研究人体运动器官的结构、功能与运动规律，从而指导人体防护与保健。根据科学研究，正确的良好姿势可有效维持人体的正常生理功能，在自然状态下，通过体位变换，可改善老年人的机体功能，预防相关并发症的发生。而不良的姿势或拖拽身体等不正确照护动作易使肌肉紧张和疲劳，

引起老年人呼吸、循环、消化等机能低下，也会引起老年人精神上的不安。

自然照护技术是指应用模拟的自然举动，为老年人进行翻身、身体移动、姿势调整及体位摆放等一系列的护理技术。也就是正确利用人体力学中的杠杆作用，达到省力、省时，扩大支撑面，降低重心，使重心线落在支撑面内，保持身体平衡稳定，降低照护者肌肉劳损、腰背肌痛的发生率，提高工作效率；同时利用人体力学原理协助老年人在自然状态下取舒适的姿势，维持老年人的良好姿势，缓和关节痉挛，增进老年人的舒适感，从而避免并发症的发生。

2. 人体力学原理在自然照护技术中照护者的应用

（1）操作高度合适

照护者在给予翻身、移动等技术操作时，要求保持良好的姿势。根据照护者身高将护理床调至适当高度，操作过程中照护者的躯干呈自然伸直的状态，避免肌肉紧张收缩，同时上半身大部分的重量通过脊柱向下，这样可使脊柱关节嵌合紧密，只需要较少的肌肉活动即可维持身体平衡。因此在为被照护者进行床上变换体位、移动等操作时，适宜的高度为操作者两脚分开与肩同宽，站立在床前，手臂自然伸直，握拳，床的高度刚好在手指关节处，如图6-31a所示。如果床不能调节高低，可以双下肢前后或左右分开，曲膝屈髋，较少弯腰动作，如图6-31b所示。

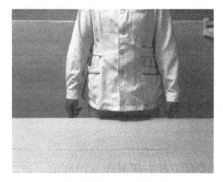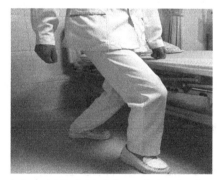

（a）自然站立，床的高度　　　　　　　（b）双下肢前后或左右分开，曲膝屈髋，使用
　　　　　　　　　　　　　　　　　　　　　　较低平面

图6-31　操作平面高度

（2）利用杠杆作用

人体活动大部分是利用杠杆原理完成的，与姿势有密切的关系。在人体的运动中，骨、关节和骨骼肌三者的作用分别是：骨起杠杆作用，关节起支点作用，骨骼肌起动力作用。照护者在护理过程中，要正确运用人体力学知识，提高护理质量，同时让被照护者感到安全和安心。在协助翻身、躯体移动等操作过程中，照护者站在便于操作的一边，两臂持物时，肘部尽可能贴近躯干两侧，上臂下垂，前臂和所持物体靠近身体，尽量使用大的肌肉群，减轻腰背部的压力，同时缩短重力臂，以达到省力效果。

（3）扩大支撑面

支撑面的大小与稳定度成正比。支撑面是由人或物体与地面接触的各支点的表面构成的，包括各支点之间的表面积。支撑面小，则需要付出较大的肌肉拉力，以保持平衡稳定。扩大支撑面可以增加人或物体的稳定度。因此，在为老年人翻身、移动躯体时，照护者应注意让脊柱保持直立，双脚前后或左右分开，扩大支撑面，同时使身体的重心线落在支撑面内，保持身体平衡，避免使用蛮力，造成意外损伤。

（4）降低重心

重心高度与稳定度成反比，人的重心越低，稳定度越大。人体重心的位置随着躯干和四肢的姿势改变而改变，如图6-32所示。

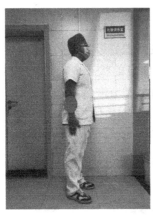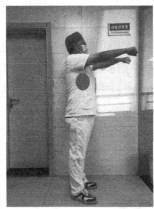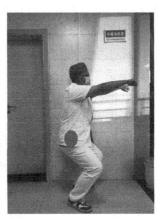

注：圆点为重心，随姿势变化而变化

图6-32　人体重心位置

照护者站在地平面操作时，根据活动情况，双脚前后或左右分开，曲膝屈髋，既降低了重心，扩大了支撑面，增加了身体的稳定度，又避免了腰部过度弯曲从而造成腰部肌肉疲劳。这样能够保持身体平衡稳定，而且工作更省力。

（5）减少身体重心线的偏移

重心线是一条假想的通过重心垂直于地面的垂线。重心线落在支撑面内，可以使物体保持平衡稳定。如在协助老年人移动躯体或提重物时，应尽量使老年人身体或物品靠近照护者的身体，保证重心线落在支撑面内，保持身体平衡，减轻腰背部出力，同时双腿分开，重力臂缩短，从而达到省力的效果。

（6）尽量使用大肌群

在为老年人抬起肢体时，应将自己的手掌打开，运用手掌力量从下往上支撑对方肢体，如将老年人的肢体放在自己的手上，避免使用手指抓、捏老年人的肢体，引起其肌肉紧张和痉挛，如图6-33所示。在协助老年人翻身及移动躯体时，应能运用躯干和下肢肌肉的力量，避免只使用上肢力量。

（7）减少摩擦力

摩擦力是指阻碍物体相对运动的力，如果能减小护理时的摩擦力，特别是从床铺、地面起身或行动时的摩擦力，就会使护理工作轻松很多。比如在协助老年人起身等需要移动老年人身体时，双下肢屈曲可以减少与床面的接触面积从而减小摩擦力。为了充分减小接触面间的摩擦力，我们可借助滑动布等护理工具来轻松地转移老年人。

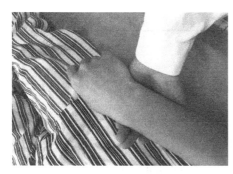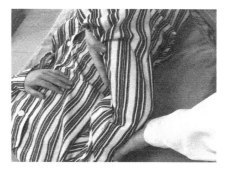

图6-33　运用手掌的力量托起肢体

6.4　相关标准操作流程

6.4.1　偏瘫老年人翻身操作

1. 目的与适用范围

制定本规章与流程的目的是规范护士或照护者协助偏瘫老年人翻身时应遵循的操作程序，以减轻老年人局部组织受压，预防呼吸困难、肌肉挛缩和压力性损伤等并发症，并增加老年人的舒适感。

2. 名词释义

翻身在老年人尤其是中风老年人护理中是最基础的部分，贯穿于中风老年人康复的全过程，正确的体位变换及姿势管理可以减少偏瘫老年人并发症发生，促进中风老年人机能康复，并减少照护者职业伤害。

3. 流程

（1）必需品：护理手套、定位垫、小枕头，必要时备滑动布或翻身板。

（2）操作流程（表6-1）：

表6-1　偏瘫老年人翻身操作流程

序号	操作要求	要点与说明
1	洗手，戴口罩	
2	解释并评估： （1）向老年人解释翻身的目的、动作、配合方法。对于昏迷的老年人，可向其家属解释。 （2）评估老年人的神志、伤口、皮肤、留置的管路、骨折部位、肢体活动情况等。 （3）检查老年人哪些动作能做，哪些动作不能做，头和肩的活动情况，充分了解能够活动的部分	操作前评估老年人，防止造成老年人损伤
3	准备并检查用物：检查定位垫、小枕头是否完好无破损，必要时可准备翻身板、滑动布等协助工具	

序号	操作要求	要点与说明
4	协助卧位： （1）固定病床，协助老年人仰卧并移动到床的一侧，固定床栏； （2）将枕头置于老年人肩下； （3）老年人双手交握于胸前； （4）照护者站在欲移近的床旁手臂侧，一手从近侧肩部伸到对侧，一手从近侧腋窝下伸到对侧，露出手指，通过改变重心位置移动上半身至床侧； （5）照护者站在欲移近的床旁臀部侧，一手从近侧臀部伸到对侧，一手从近侧大腿根部伸到对侧，露出手指，通过改变重心位置移动上半身至床侧。若老年人偏瘫肌力在3级以上，另外一侧肌力在4级以上，可指导其做桥式运动，同时将臀部移到床侧； （6）照护者站在老年人脚侧，双手合抱老年人双脚，移向床侧。若老年人一侧肌力在4级以上，指导老年人将健侧肢体插到患侧肢体下方，移动双下肢至床侧。此时老年人身体中线恢复垂直	（1）通过改变重心位置的方式可轻松移动老年人。 （2）移动时动作须缓慢、轻柔，告知老年人，减少老年人的不适感。 （3）必要时，可使用辅助工具（如翻身板、抬人单板或滑动布）协助移动
5	安置管路：妥善安置各种管路并保持其留有足够的长度，夹闭引流管	（1）避免管路连接处脱落或扭曲受压。 （2）避免引流液逆流
6	协助老年人翻身： （1）自主翻身法 ①向患侧翻身训练 a.老年人仰卧，双手叉握，患侧手拇指压在健侧拇指上； b.双上肢伸直，指向天花板，下肢屈曲； c.双上肢向患侧摆动，借助惯性带动身体翻向患侧； d.健侧下肢跨向前方，调整为患侧卧位。 ②向健侧翻身训练 a.老年人仰卧，双手叉握，患侧手拇指压在健侧拇指上； b.双上肢伸直，用健侧脚钩住患侧小腿； c.双上肢向健侧摆动的同时伸直健侧下肢，借助惯性带动身体翻向健侧。 （2）协助翻身法 a.由照护者协助其仰卧，近侧上肢打开，外展；对侧上肢屈曲放在腹部上。若老年人清醒，健侧肌力大于4级，可指导其双手叉握，患侧拇指压在健侧拇指上，双上肢伸直。双下肢屈髋曲膝，若对侧肌力大于3级，可曲膝成90°，制作支撑面。 b.照护者站在将要翻身侧床边，双手分别放在老年人肩部、臀部，或双手放在老年人臀部，慢慢将其身体重心向近侧引导转移	（1）自主翻身法适用于神志清醒、轻度偏瘫的老年人。 （2）协助翻身法适用于神志不清，或肌力小于3级，或病情危重的老年人。 （3）避免拖、拉老年人，以免损伤皮肤。 （4）注意保暖和保护老年人隐私。 （5）必要时，可使用辅助护理用具（如滑动布、抬人单板或翻身板）协助翻身

续上表

序号	操作要求	要点与说明
7	放置定位垫、小枕头： 　a. 老年人背后置一长条枕轻靠，使身体与床垫角度成30°，并维持侧翻姿势； 　b. 腰部空隙可垫一小枕头，患侧上肢摆功能位；患侧下肢髋、膝关节屈曲，膝关节和小腿下垫软枕，健侧下肢可放在自觉舒适的位置； 　c. 检查老年人身体各部位的压力，戴上护理手套，对身体进行充分除压，使身体与定位垫更加贴服，同时减小身体与床面或定位垫间的剪切力	（1）使用定位垫分散体压，保持老年人身体处于稳定姿势。 （2）保持老年人偏瘫肢体的功能位，缓解痉挛
8	观察皮肤：观察肩部、骶尾部、足跟等受压部位皮肤情况，并做出相应护理	
9	整理管路：妥善安置各种管路，打开引流管，检查管路是否通畅	保持管路通畅，预防非计划拔管
10	整理床单位：保持床单平整，抬起床栏并固定	（1）防止因床单皱褶造成皮肤损伤。 （2）保证病人安全
11	记录：手消毒，记录翻身时间、体位及皮肤状况	

4. 质控要点

（1）根据老年人的配合能力进行床上移动和翻身。

（2）翻身过程中注意动作要轻柔，运用人体力学减轻照护者负担和促进老年人的舒适感，做到不抱起、不抬起、不拖拽老年人。

（3）老年人肢体各关节始终处于功能位置。

（4）使用定位垫分散体压和保持偏瘫肢体的功能位，缓解肢体痉挛和稳定姿势。

（5）对受压部位，如肩部、臀部、大腿根部、踝部等进行除压，使身体与定位垫更加贴合，同时减小身体与床面或定位垫间的剪切力。

5. 质检表（表6-2）

表6-2 偏瘫老年人翻身技术评分标准

科室：　　　　　　　　　　　　　　　　　　　　　　　　　　　　姓名：

项目	总分	技术操作要求	权重				得分	备注
			A	B	C	D		
操作过程	90	洗手，戴口罩	3	2	1	0		
		解释并评估	5	3	1	0		
		准备并检查用物	5	3	1	0		

续上表

项目	总分	技术操作要求	权重				得分	备注
			A	B	C	D		
操作过程	90	协助卧位、移至床侧	10	6	2	0		
		放下床栏	5	3	1	0		
		安置管路	8	6	3	0		
		协助老年人翻身	20	12	4	0		
		垫定位垫、小枕头	10	6	2	0		
		观察皮肤	8	6	3	0		
		整理管路	8	6	3	0		
		整理床单位	5	3	1	0		
		记录	3	2	1	0		
评价	10	操作动作熟练、省力	4	3	2	0		
		沟通有效	2	1	0	0		
		老年人安全舒适	4	3	2	0		
总分	100							

主考教师：　　　　　　　　　　　　　　　　　　　　考核日期：

6.4.2　床椅转移操作流程

1. 目的与适用范围

制定本规章与流程的目的是规范护士或照护者协助老年人床椅转移时应遵循的操作程序，协助老年人坐起，转移至轮椅或椅子上，方便老年人外出及恢复身体功能。

2. 名词释义

老年人在床与轮椅之间的转移，主要步骤包括床上坐起、调节坐位及身体重心、从床转移到轮椅、调节好坐位。

3. 流程

（1）必需品：轮椅、护理手套、定位垫，必要时备转移板或滑动布。

（2）操作流程（表6-3）：

表6-3　床椅转移操作流程

序号	操作要求	要点与说明
1	洗手，戴口罩	
2	解释并评估： （1）评估老年人的年龄、意识状态、合作程度、心理反应、体重、坐位平衡情况； （2）观察老年人损伤部位、伤口、管路及皮肤情况； （3）告知操作目的、方法，排空大小便，指导老年人配合	操作前评估老年人，防止造成老年人损伤或跌倒
3	准备并检查用物：检查轮椅功能是否完好，必要时可准备转移板、滑动布等协助工具	尤其检查刹车功能
4	摆放好轮椅：将轮椅推至老年人健侧床旁，与床边呈30°～45°，刹车，收起脚踏板	
5	协助卧位：固定病床，协助老年人侧卧，移至床的一侧，放下床栏	
6	协助老年人坐起： （1）将靠近床内沿的膝盖立起来，身体向床外沿侧翻后形成侧卧状态； （2）将臀部及双脚慢慢往外挪动直至超出床沿位置； （3）抬起上半身，待上半身完全抬起后将身体转向正面； （4）左右慢慢挪动身体，使双脚贴紧地面，小腿与地面垂直，调整至舒适坐姿	（1）评估老年人活动能力，充分发挥老年人自身能力，只在力量不足的部分给予协助。 （2）注意动作要轻柔
7	协助床椅转移： （1）照护者站姿：背屈面向老年人站立，双下肢分开位于老年人患腿两侧，稍下蹲，双膝夹紧老年人患膝外侧并固定，轻摇摆动躯干2～3次，照护者以足为轴，转移老年人至轮椅。 （2）调节老年人坐位：以中心转移，左右侧身体交叉移动老年人至轮椅后2/3。 （3）翻下脚踏板，将老年人双脚放于脚踏板上	（1）评估老年人是否达到坐位平衡。 （2）正确指导老年人将身体重心转移至健侧。 （3）照护者必须双膝夹住老年人双膝外侧。 （4）照护者以足为轴旋转躯体
8	放置定位垫、小枕头： （1）驼背的老年人在背后垫一枕头，分散背部压力。 （2）上肢痉挛或偏瘫的老年人在胸前垫月牙枕，放松痉挛或偏瘫的上肢。 （3）也可在大腿根部放定位枕，分散臀部的压力	（1）使用定位垫分散体压和保持老年人身体处于稳定姿势。 （2）保持偏瘫肢体的功能位，缓解痉挛
9	整理床单位：保持床单平整，抬起床栏并固定	保证老年人安全，防止跌倒
10	记录：双手消毒，记录坐轮椅的时间及皮肤状况	

4.质控要点

（1）根据老年人的配合能力和坐位平衡能力协助其进行床上坐起和床椅转移。

（2）评估照护者的力气以及技术技巧的掌握程度，必要时使用移动板或滑动布等辅助工具。

（3）运用重心转移的方式移动老人。

（4）定位垫可以分散不同卧位的体压，减轻受压肢体的压力，同时对神经组织提供保护，并能缓解肢体痉挛和保持偏瘫肢体的功能位。

5.质检表（表6-4）

表6-4 床椅转移技术评分标准

科室：　　　　　　　　　　　　　　　　　　　　　　　　　姓名：

项目	总分	技术操作要求	权重				得分	备注
			A	B	C	D		
操作过程	90	洗手，戴口罩	3	2	1	0		
		解释并评估	5	3	1	0		
		准备并检查用物	5	3	1	0		
		协助卧位	5	3	1	0		
		放下床栏	8	6	3	0		
		协助老年人坐起	10	6	2	0		
		协助老年人床椅转移	20	12	4	0		
		调节坐位	10	6	2	0		
		垫定位垫	10	6	2	0		
		整理床单位	10	6	2	0		
		记录	4	3	2	0		
评价	10	操作动作熟练、省力	4	3	2	0		
		沟通有效	2	1	0	0		
		老年人安全舒适	4	3	2	0		
总分	100							

主考教师：　　　　　　　　　　　　　　　　　　　　　　　考核日期：

第7章 平地行走与上下楼梯训练

7.1 平地行走训练

7.1.1 平地行走方法

7.1.1.1 引导式辅助行走

照护者和老年人面对面站立，双脚自然分开、对齐；照护者轻轻地用双手支托住老年人的双肘；老年人双手扶在照护者的小臂；照护者一侧脚往后退一小步，老年人同侧脚跟着迈进一小步；照护者收回另一侧的脚，两脚平行；老年人另一侧脚迈上一小步，两脚平行，如图7-1所示。

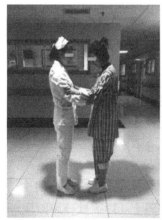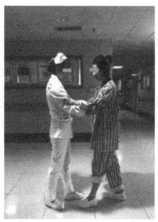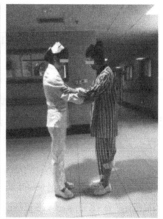

图7-1 引导式辅助行走

注意：托住老年人的双肘时，手不要抬得太高，不要生拉硬拽，要配合老年人的速度。老年人不要穿拖鞋或者是凉鞋，而是选用轻便、防滑的鞋。照护者由于背朝前方，难以确认周边环境和脚下情况，需要特别小心，谨防摔跤。

引导式辅助行走的最大优点是安全和安心，照护者和老年人面对面站立，可以很好地避免老年人向前或向后摔倒，同时可以一边观察老年人的表情，一边用双手引导老年人行走，双方都会感觉踏实放心。这种方式多用于短距离移动。

7.1.1.2 搀扶式辅助行走

照护者站在老年人常用手的另一侧，如果老年人偏瘫，则站在患侧（麻痹侧）的后方，将手放在老年人患侧的腋下，或用手托住患侧手臂，另外一只手支撑并扶住老年人的腰部；视线方向为行进方向，先迈患侧腿，再迈健侧腿，然后两脚归位对齐，如图

7-2所示。

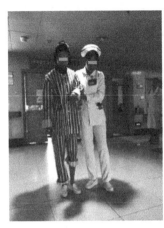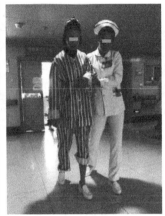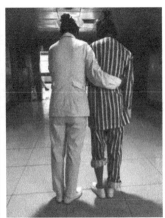

图7-2　搀扶式辅助行走

注意：行进过程中配合老年人的步伐，缓慢前进，切忌步伐过大。搀扶式辅助行走时，照护者站在老年人身旁，两人同时面向前方，这种方法可以很好地确认周围的障碍物，可用于完成较长距离的移动。

7.1.2　各种辅助用具帮助行走训练指引

7.1.2.1　拄手杖辅助行走

利用手杖辅助行走，主要针对腰腿肌肉衰退、难以完成长距离行走的老年人，以及平衡能力差、走路不稳的老年人。这里主要介绍利用当前使用最普遍的T形手杖辅助行走方法。

1. 三点步态法

手杖长度调节到胳膊肘弯曲30°左右，手刚好能够握住柄的位置，健侧手持手杖；手杖向侧前方移动一小步距离；患侧腿迈一小步，健侧腿跟上（即手杖→患侧腿→健侧腿），如图7-3所示。

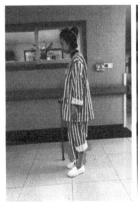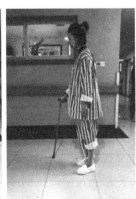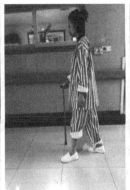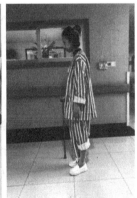

图7-3　拄手杖的三点步态法

2. 两点步态法

手杖长度调节到胳膊肘弯曲30°左右，手刚好能够握住握柄的位置，健侧手持手杖；将手杖向侧前方移动一小步距离，同时患侧腿迈一小步，健侧腿跟上（即同时移动手杖和迈患侧腿→健侧腿），如图7-4所示。

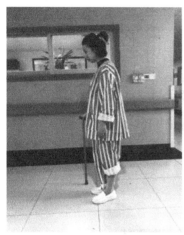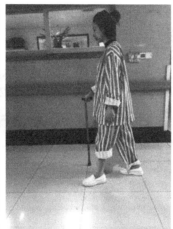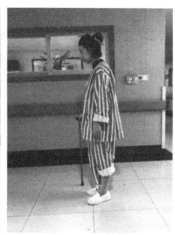

图7-4　拄手杖的两点步态法

注意：若老年人肌力或平衡力欠佳不能自行支撑前进时，为保证安全，照护者应站在老年人不持手杖一侧的后方，辅助老年人行走，但不要妨碍其自由行走，方法及步态同"搀扶式辅助行走"。

7.1.2.2　助行器辅助行走

1. 三步法

协助老年人床边站立，调整好助行器的高度（以双手扶住助行器把手，肘关节屈曲15°～30°时的高度为宜）；抬头挺胸，双手同时将助行器举起向前移动一步距离（25～30cm）；患肢抬高后迈出半步，约在助行器的横向中线的偏后方；双手臂伸直支撑身体（患肢遵医嘱决定承重力量），迈出健肢，与患肢平行；重复上述步骤前进（即助行器→患肢→健肢→助行器），如图7-5所示。

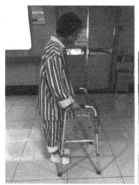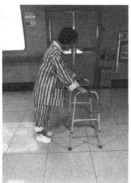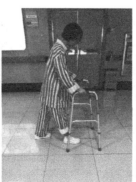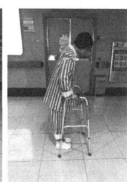

图7-5　助行器行走三步法

2. 四步法

抬头挺胸，双手同时将助行器举起向前移动一步距离（25～30cm）；患肢抬高后迈出半步，约在助行器的横向中线的偏后方；再次将助行器向前移动一步距离；双手臂伸直支撑身体（患肢遵医嘱决定承重力量）；迈出健肢，超过患肢位置，落在助行器与患肢之间；重复上述步骤前进（即助行器→患肢→助行器→健肢→助行器），如图7-6所示。

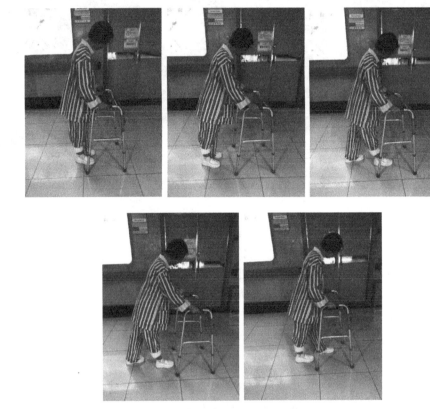

图7-6　助行器行走四步法

3. 注意事项

（1）评估老年人肌力及平衡情况（要求双上肢肌力及活动能力正常，单侧下肢肌力4级及以上）。

（2）详细检查助行器的各个部件及连接部位是否完好，扶握部位是否防滑及平整。

（3）保证地面干燥、过道无障碍物、光线明亮。

（4）协助老年人穿好病员服及鞋袜，上衣合身舒适，裤子不宜过长（拖地），不可穿拖鞋，鞋子要防滑。

（5）老年人第一次下床前由医务人员进行指导，以免使用不当造成伤害。

（6）下床前应双腿下垂，在床边端坐15～30min（根据老年人的情况可适当延长端坐时间）后方可下床行走，以免体位性低血压导致跌倒。

（7）行走时眼睛平视前方，注意抬头、挺胸、收腹，步伐不宜太大，以达到助行器的一半为宜，太过向前容易导致重心不稳而跌倒。

（8）循序渐进地增加行走的活动量。

（9）整个过程中照护者要密切观察老年人的情况，如有不适，立即停止，以防意外。

7.2 上下楼梯训练

7.2.1 上楼梯训练

7.2.1.1 协助上楼梯

（1）患侧脚上台阶：协助者站在老年人的患侧方，用手扶住患侧膝关节；老年人抬起患侧下肢，健侧下肢负重，患侧脚抬到台阶上，如图7-7所示。

（2）健侧脚上台阶：协助者站在老年人的患侧方，用手扶住患侧膝关节；老年人抬起健侧下肢，患侧下肢负重，健侧脚抬到台阶上。

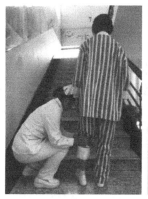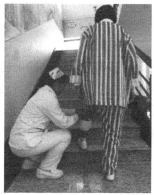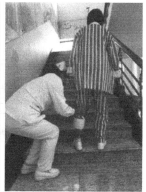

图7-7 协助上台阶

7.2.1.2 自助上楼梯

（1）利用扶手上台阶：健侧手扶住扶手，重心转移到患侧腿上，健侧脚迈上台阶；当重心前移至前面的健侧脚上时，患侧脚迈上台阶，如图7-8所示。

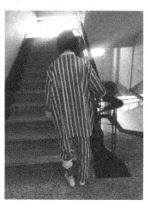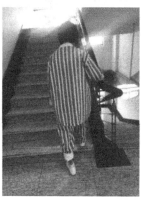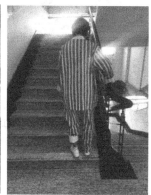

图7-8 利用扶手上台阶

（2）利用手杖上台阶：老年人健侧手持手杖放在上一级台阶，重心向患侧腿转移；健侧脚迈到上一级台阶，伸直；患侧膝屈曲迈上台阶，如图7-9所示。注意患侧骨盆不要上抬。

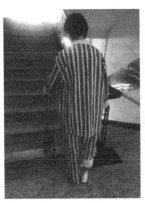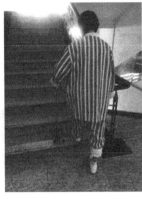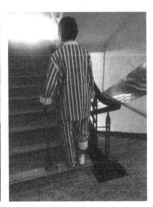

图7-9　利用手杖上台阶

7.2.2　下楼梯训练

自助下楼梯有一步扶手下台阶和借助拐杖下台阶两种方法。

（1）一步扶手下台阶：健侧手扶住扶手，重心转移到健侧腿上；患侧腿迈下楼梯，重心转移至患侧腿上；健侧脚迈下楼梯，如图7-10所示。老年人在下楼梯时容易产生害怕心理，有时会采用倒退下台阶的办法来改善髋关节的伸肌群。

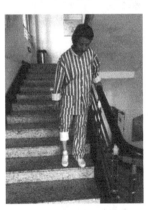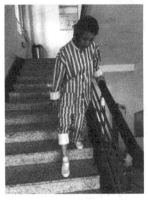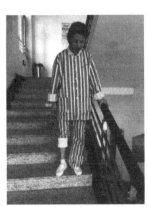

图7-10　一步扶手下台阶

（2）借助拐杖下台阶：健侧手持手杖放在下一级台阶，重心向健侧腿转移；患侧脚迈到下一级台阶上，重心向患侧腿转移；健侧脚迈下台阶，如图7-11所示。患侧脚迈下台阶时注意防止患侧腿内收。

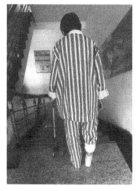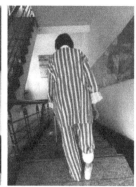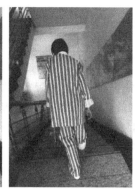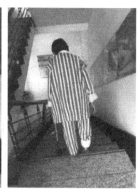

图7-11 借助拐杖下台阶

7.3 相关知识链接

有相关文献报道了一种适用于老年人的智能拐杖的设计，该智能拐杖可以确定老年人的地理位置信息和周围环境信息，具有协助摔倒的老年人站起、卫星定位、发送短信、录像拍摄等基本功能，能够将使用者所处的具体状况通过地理位置信息获取模块随时反馈给家属，便于家属时刻掌握老年人的状况。该智能拐杖由加速度传感器、压力传感器、摄像头模块、地理位置信息获取模块、主控电路、电动推杆和远程通信模块等各个模块相互配合，监测老年人是否摔倒，能够自动向智能移动终端发送其所处的地理位置信息，并且能通过电动推杆配合压力传感器和主控制器在老年人摔倒时协助其站起。

7.4 相关标准操作流程（助行器使用技术）

1. 目的与适用范围

制定本规章与流程的目的是规范照护者协助老年人使用助行器时应遵循的操作程序，以保障下肢功能障碍的残疾人和行动不便的老年人站立、行走、功能锻炼过程中的安全。

2. 名词释义

助行器是辅助站立、行走和功能训练的器具，适用于下肢功能障碍的残疾人和行动不便的老年人。

3. 流程

（1）必需品：助行器（助行架包含手撑式助行架、轮式助行架）。

（2）操作流程（表7-1）：

表7-1　助行器使用操作流程

序号	操作要求	要点与说明
1	洗手，戴口罩	
2	确认老年人并解释：至老年人床旁，核对床号、姓名。对于无法正常沟通的老年人，要有两个人核对腕带信息，向家属解释操作目的和方法，向老年人解释可能遇到的不适及配合方法	解释目的：提高老年人运动功能，减少并发症，提高生活自理能力，改善生活质量，节省体力及人力资源，减轻老年人负担
3	评估： （1）评估老年人的病情、意识状态、自理能力、配合能力、四肢肌力、平衡情况、心理状态及身高。 （2）评估助行器的螺丝及支脚垫是否完好、适用。 （3）评估环境：病床刹车是否固定，地面是否干燥，走廊是否宽敞、明亮、无障碍	（1）要求双上肢肌力及活动能力正常，单侧下肢肌力4级及以上。 （2）认真检查助行器的每个部件以及连接部位是否完整，扶握部位是否防滑及平整
4	准备并检查用物： （1）操作者：仪表整洁，洗手，戴口罩。 （2）老年人：取得老年人同意，询问是否二便，协助老年人穿好衣裤及鞋子，不宜穿拖鞋。 （3）环境：环境舒适明亮。 （4）用物：洗手液、合适的助行器	帮助老年人穿好合适的衣物、鞋袜，要求上衣合身舒适，裤子不能过长拖地，鞋子要防滑
5	实施： （1）协助老年人穿好衣裤及鞋袜。 （2）协助老年人床边站立，调整好助行器的高度（以双手扶住助行器把手，肘关节屈曲15°～30°时的高度为宜） （3）指导并协助老年人行走。 （4）三步法： ①行走时抬头挺胸，双手将助行器举起向前移动一步距离（25～30cm）； ②患肢抬高后迈出半步，约在助行器的横向中线的偏后方； ③双手臂伸直支撑身体（患肢遵医嘱决定承重力量），迈出健肢，与患肢平行； ④重复上述步骤前进（即助行器→患肢→健肢→助行器）。 （5）四步法： ①行走时抬头挺胸，双手将助行器举起向前移动一步距离（25～30cm）； ②患肢抬高后迈出半步，约在助行器的横向中线的偏后方；	（1）第一次下床前由医务人员进行指导，以免使用不当造成伤害。 （2）下床前先将双腿下垂于床边，并端坐15～30min（根据老年人的具体情况可适当延长端坐时间），若无头晕等不适，方可下床行走，以免发生体位性低血压。 （3）行走时眼睛平视前方，抬头、挺胸、收腹，步伐不宜太大，达到助行器的一半距离即可，太过向前容易导致重心不稳而跌倒。 （4）循序渐进地增加行走的活动量。 （5）整个过程中照护者要密切观察老年人的情况，照护者或陪护人员需全程陪同协助老年人，如有不适，应立即停止，以防发生意外。

序号	操作要求	要点与说明
5	③再次向前移动助行器一步距离； ④双手臂伸直支撑身体（患肢遵医嘱决定承重力量），迈出健肢，超过患肢位置，落在助行器与患肢之间； ⑤重复上述步骤前进（即助行器→患肢→助行器→健肢→助行器）	（6）对氧气较依赖的老年人，可在行走过程中佩戴鼻氧管连接氧袋，由协助者携带氧气袋
6	锻炼时间不宜过久，一般为20～30min，以老年人不感到疲劳为宜，锻炼结束后协助老年人坐椅子或卧床休息	锻炼结束后先协助老年人在椅子或床边端坐15～30min，再卧床休息
7	安置老年人：协助老年人坐位或卧位，整理床单位	
8	观察并记录：锻炼结束后观察老年人的病情变化，若有异常及时报告医师并予以处理，双手消毒，在护理记录单或重症监护记录单上记录锻炼结束时间及老年人生命体征和血氧情况	动态监测生命体征变化，观察下肢肌力及自理能力改善情况
9	整理用物：放置助行器于指定位置，每周清洁，整理用物，洗手	助行器一人一用一清洁，多重耐药的老年人使用的助行器需每日用蘸有含氯消毒液的抹布擦拭，老年人出院后进行终末消毒

4. 质控要点

（1）操作过程中，要关注老年人的感受，以老年人不感到疲劳为宜。

（2）第一次下床前由医务人员进行指导，避免使用不当造成伤害。

（3）在整个过程中，照护者要密切观察老年人的身体情况，或由陪护人员全程陪同协助，如出现任何不适，应马上停止，以防意外。

（4）动态监测老年人的生命体征变化，观察下肢肌力及自理能力改善情况。

5. 质检表（表7-2）

表7-2　助行器（四脚架）使用操作考核评分标准

姓名：　　　　　　所在科室：　　　　　　主考教师：　　　　　　考核日期：

项目		项目得分	扣分细则		实扣分	实得分
操作前	操作者仪态	2	仪表、着装不规范	−1		
			未洗手、未戴口罩	−1		
	核对	5	未核对床号、姓名、年龄、住院号	−2		
			未查看床头卡	−1		
			未查看手腕带	−1		
			未核对扫描PDA机	−1		

项目		项目得分	扣分细则		实扣分	实得分
操作前	环境准备	2	未评估环境是否舒适明亮	−1		
			未保护老年人隐私	−1		
	用物准备	5	未检查洗手液等用物有效期、助行器性能是否完好	−2		
			用物准备不齐全	−2		
			未根据环境条件准备用物	−1		
	评估	15	未评估老年人的病情、意识、配合程度、身高	−4		
			未评估老年人的肌力及活动情况	−3		
			未评估助行器是否适宜及安全	−4		
			未评估环境是否安全舒适、地面是否干燥、光线是否明亮及有无障碍物	−4		
	告知	6	未告知操作目的及作用	−3		
			未告知注意事项	−3		
实施过程	再次核对	5	未再次核对执行单	−2		
			未再次识别核对身份	−3		
	操作	40	未协助老年人穿适宜的衣裤及鞋	−10		
			未指导老年人床边站立	−5		
			未按老年人的身高调节助行器高度	−5		
			未指导正确的行走步伐	−10		
			未观察老年人的行走情况，忽视老年人的反应	−10		
	整理	5	未整理床单位	−2		
			未清理多余用物	−1		
			未进行垃圾分类处理或处置不对	−2		
评价	态度与沟通	15	沟通技巧欠佳	−2		
			对老年人缺乏爱心	−2		
			人文关怀不足	−3		
	健康教育		老年人或家属不知道使用助行器的目的	−2		
			在操作时老年人或家属不懂得配合	−3		
			未向家属及老年人交代注意事项	−3		
总分		100	累积实得分			

参考文献

[1] 李慧娟.实用吞咽障碍康复护理手册[M].北京:电子工业出版社,2017.

[2] 中国吞咽障碍康复评估与治疗专家共识组.中国吞咽障碍评估与治疗专家共识:2017年版[J].中华物理医学与康复杂志,2018,40(1):1-10.

[3] 窦祖林.吞咽障碍评估与治疗[M].北京:人民卫生出版社,2018.

[4] 大田仁史.完全图解现代照护[M].译本.北京:科学出版社,2007.

[5] 彭刚艺,刘雪琴.临床护理技术操作规范·基础篇[M].2版.广州:广东科技出版社,2013.

[6] 大田绢代.齿、口腔疾病护理[M].台北:五南图书出版社,2000.

[7] 王桂芸.基本护理技术[M].台北:五南图书出版社,2005.

[8] 陈月枝.台大护理技术[M].台北:华杏图书出版社,1997.

[9] 潘纯媚.最新护理技术[M].台北:汇华图书出版社,1995.

[10] 顾长明.口腔预防医学[M].北京:人民卫生出版社,2000.

[11] 陈霞,陈秋梅.碳酸氢钠溶液在昏迷患者口腔护理中的应用[J].实用医学杂志,2010.26(18):3436-3437.

[12] 鲁喆,赵晓曦.口腔门诊护理基础[M].北京:人民卫生出版社,2018:80-85.

[13] 王淑贞,胡熏丹,林幸姿,等.口腔护理方案对末期病患口腔黏膜成效之探讨[J].安宁疗护杂志,2003,8(2):199-209.

[14] 王娴.化学治疗所致口腔黏膜炎的防治与进展[J].上海护理,2007,7(1):46-52.

[15] 卢美秀.最新基本护理学[M].台北:汇华图书出版社,1997.

[16] 李小寒,尚少梅.基础护理学[M].6版.北京:人民卫生出版社,2017:122-134,332-343.

[17] 张凯,李梓铭,陈文中,等.具有协助扶起功能的老年人智能拐杖[J].信息记录材料,2019,20(02):196-198.

[18] 李剑,李立峰,李辉.腋拐的生物力学研究[J].医用生物力学,2014(1).

[19] 李玉芝,高洁,李燕欣,等.基于护士主导的老年住院患者中期照护模式研究[J].河北医药,2019,41(24):3812-3815.

[20] 王玮荻,蔡纯,何梅.老年人住院相关功能下降风险筛查及干预研究进展[J].护理学杂志,2019,34(22):105-109.

[21] 王莉,于卫华.步态分析在老年人跌倒中的应用进展[J].中华护理杂志,2016,51(03):347-351.

[22] 许红璐,肖萍,黄天雯.临床骨科专科护理指引[M].广州:广东科技出版社,2013.

[23] 中华人民共和国卫生部.基础护理服务工作规范[Z].2010.

[24] 郭育伦.以人为本:日本长照机构照护作为之观察[J].慈济科技大学学报,2017,29:107-120.

[25] 中华人民共和国卫生部.临床护理实践指南[Z].2011.

［26］BECK S. Impact of a systematic oral care protocol on stomati-tis after chemotherapy［J］. Cancer Nurs, 1979, 23: 185-199.

［27］AMES N J, SULIMA P, YATES J M, et al.Effects of systematic oral care in critically ill patients: a multicenter study［J］. Am J Crit Care, 2011, 20(5): e103-e114.

［28］WOO S B, SONIS S T, MONOPOLI M M, et a1. A Ion-gitudinal study of oral ulcerative mucositls in bone mar-row transplant recipients［J］. Cancer, 1993, 72(5): 1612-1617.

［29］中华护理学会重症护理专业委员会.神经重症患者肠内喂养护理专家共识［J］.中华护理杂志, 2022, 57(3): 261-264.